LES COMPLICATIONS GRAVES

DES

OTITES CHRONIQUES

LA RÉGION MASTOIDIENNE

PAR

Le Dr Paul BARBARIN

Ancien interne des hôpitaux
Ancien aide d'anatomie
Membre adjoint de la Société anatomique
Lauréat de la Société de Chirurgie (Prix Laborie)

PARIS
G. STEINHEIL, ÉDITEUR
2, RUE CASIMIR-DELAVIGNE, 2

1902

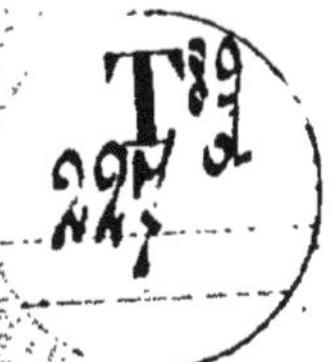

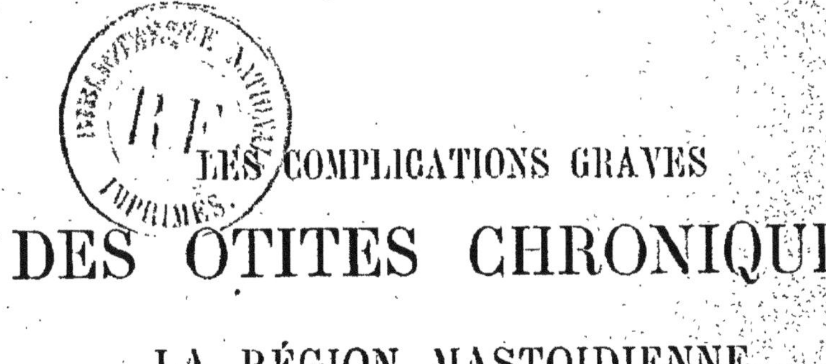

LES COMPLICATIONS GRAVES

DES OTITES CHRONIQUES

LA RÉGION MASTOIDIENNE

LES COMPLICATIONS GRAVES

DES

OTITES CHRONIQUES

DE

LA RÉGION MASTOIDIENNE

PAR

Le Dr Paul BARBARIN

Ancien interne des hôpitaux
Ancien aide d'anatomie
Membre adjoint de la Société anatomique
Lauréat de la Société de Chirurgie (Prix Laborie

PARIS
G. STEINHEIL, ÉDITEUR
2, RUE CASIMIR-DELAVIGNE, 2

1902

A MON PÈRE

LE DOCTEUR J. BARBARIN

MÉDECIN DE L'ASILE PAULINE ROLAND

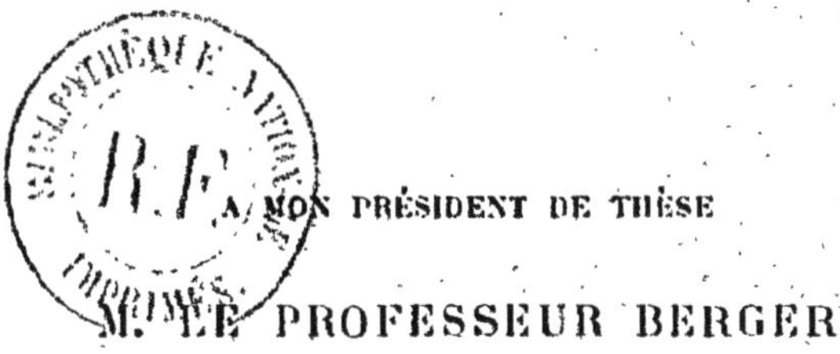

A MON PRÉSIDENT DE THÈSE

M. LE PROFESSEUR BERGER

MEMBRE DE L'ACADÉMIE DE MÉDECINE
MÉDECIN DE L'HÔPITAL BEAUJON
OFFICIER DE LA LÉGION D'HONNEUR

Qui fut mon premier maître dans les hôpitaux et dont la bienveillance à mon égard ne s'est jamais démentie depuis.

M. Farabeuf, *voulut bien m'accueillir dans son laboratoire au début de mon internat. Il eut la patience de me faire comprendre l'anatomie ; il eut la bonté de m'apprendre comment il faut l'enseigner. Je le prie d'accepter l'assurance de ma profonde reconnaissance et de ma très grande affection.*

M. Broca *m'a donné l'idée de ce travail. Il a consenti à me guider depuis plusieurs années ; il me permettra de lui offrir un témoignage spécial de gratitude.*

Mes maîtres des hôpitaux de Paris m'ont témoigné pendant tout le cours de mes études le plus grand intérêt : je suis heureux de pouvoir les en remercier de tout cœur.

LES COMPLICATIONS GRAVES
DES OTITES CHRONIQUES
LA RÉGION MASTOIDIENNE

INTRODUCTION

Ayant eu l'occasion d'observer un assez grand nombre de malades atteints de séquestres du temporal au cours d'une otite chronique, j'avais d'abord pensé à établir simplement l'histoire de ces séquestres.

Quelques semaines de travail suffirent à me convaincre qu'il me faudrait de longues recherches pour arriver à un résultat satisfaisant. Je ne pouvais songer, en effet, à me limiter à l'étude des séquestres; ceux-ci, bien que fréquents, sont simplement la preuve d'une destruction osseuse étendue; mais combien de fois la nécrose n'est-elle pas précédée ou accompagnée de carie? Et, de plus, si, au point de vue anatomique, carie et nécrose sont faciles à distinguer de l'éburnation simple du temporal ou du cholestéatome, au point de vue clinique, il est impossible, dans la plupart des cas, d'établir cette distinction; seule, l'intervention chirurgicale peut lever tous les doutes.

Mais, est-il possible d'étudier ces lésions anatomiques sans voir leurs conséquences?

Je fus amené ainsi à élargir considérablement mon cadre primitif en y faisant entrer peu à peu tout ce qui concerne les complications des otites chroniques. Le sujet est cependant trop vaste pour être traité complètement; et, de plus, ayant la prétention de faire œuvre de chirurgien, je devais m'abstenir avec soin d'entrer sur le domaine de la spécialité.

Je me suis efforcé d'être fidèle à ce programme, et si j'ai tenté d'élucider la question de la tuberculose du rocher au cours des otites, si j'ai fait de longues recherches anatomiques, nécessaires, à mon avis, pour expliquer la pathogénie des complications graves des otites anciennes, j'ai tenu à m'appesantir tout particulièrement sur les résultats de l'intervention, intervention qui s'adresse aussi bien à la lésion primitive au niveau de l'oreille moyenne qu'aux complications qu'elle a fait naître (abcès intracraniens, phlébite du sinus, etc.).

Enfin, ayant constaté bien souvent combien les longues suppurations auriculaires avaient d'influence sur la santé générale des sujets, presque tous en pleine période de croissance, que beaucoup étaient anémiés, portaient des ganglions sous-maxillaires ou cervicaux; et aussi, voulant savoir ce qu'il fallait penser de l'opinion d'auteurs qui prétendent que l'intervention chirurgicale, quelque complète qu'elle soit, est le plus souvent insuffisante et n'empêche pas les complications secondaires, je voulus revoir tous les enfants opérés à Trousseau depuis une période de 7 ans. Beaucoup malheureusement n'ont pas été retrouvés, les parents ayant changé plusieurs fois de domicile, mais cependant le plus grand nombre a répondu à notre appel, et j'ai pu voir ainsi combien le résultat définitif était satisfaisant.

Ce travail contient 83 observations prises en presque totalité à l'hôpital Trousseau, dans le service de mon maître, M. Broca. Je dois cependant signaler une observation très intéressante qu'a bien voulu me communiquer M. le Dr Gérard-Marchant, observation qui provient de l'hôpital Tenon, et une autre que m'a remise, avec de nombreux commentaires, mon ami Marion, professeur agrégé à la Faculté, chirurgien des hôpitaux. Parmi les observations de Trousseau, plusieurs ont déjà été résumées dans le travail de Broca et Lubet-Barbon ou dans la thèse de Millet. Je les publie *in extenso* et après avoir revu moi-même les malades.

La littérature française et étrangère présente un si grand nombre d'observations que j'ai dû renoncer à les publier, mais je signale toutes celles qui offrent quelque intérêt.

Mes recherches anatomiques ont porté sur 150 rochers pris chez l'adulte et chez l'enfant. Il m'a paru intéressant de décrire et de représenter quelques temporaux d'animaux qui m'ont permis d'établir chez l'homme une division réellement anatomique des différentes portions de l'os. Enfin, je signalerai plus loin les différents procédés d'injections et de décalcification qui m'ont rendu facile l'étude des vaisseaux de la région mastoïdienne.

ÉTIOLOGIE

Comme le dit Mignon dans son excellent ouvrage sur les complications septiques des otites moyennes suppurées, l'infection prolongée de la caisse est la règle chez l'adulte. Sa statistique montre que, sur 100 cas pris au hasard, il n'existe que 21 fois une évolution complète de la maladie en trente jours; dans 79 cas, au contraire, l'évolution fut chronique et 42 fois le début des accidents remontait à l'enfance.

Gradenigo, publiant sa statistique en 1896, donne 136 cas de mastoïdite dont 48 aiguës et 88 chroniques.

Chez l'enfant même, la prédominance des otites à évolution chronique, bien que moins évidente, est encore très remarquable, puisque Broca et Lubet-Barbon ont opéré 49 fois des complications mastoïdiennes au cours d'otites aiguës, et 71 fois des complications survenues dans le cours d'otites chroniques.

Cette statistique est d'ailleurs toute factice. Il faut bien dire, et la plupart des observations en sont une évidente démonstration, qu'il y aurait infiniment moins d'otites à évolution chronique si les accidents étaient soignés dès le début. Combien de fois ne voyons-nous pas les premiers accidents du côté de la caisse s'accompagner d'abcès mastoïdien? Cet abcès n'est pas traité ou, ce qui revient au même, est traité par la fameuse incision de Wilde: les accidents aigus s'amendent, le malade est jugé guéri et l'otite chronique s'installe. C'est dire que le jour où toute mastoïdite aiguë, quelque légère qu'elle soit, sera traitée rigoureusement par la trépanation de l'apophyse, le nombre des cas chroniques diminuera dans des proportions considérables; mais combien de malades, combien de médecins même ignorent la gravité de ce petit abcès mastoïdien!

C'est là la grande cause de la chronicité des otites. Ajoutons que, comme le dit Mignon, il n'y a pas d'autre région du corps où l'inflammation soit aussi tenace que dans l'oreille moyenne.

Affection causale. — Faut-il attribuer à l'affection, cause de l'otite, la plus ou moins longue durée des accidents? Nous ne le croyons pas, car il n'est pas de maladie à manifestation pyogénique qui n'ait donné naissance à des otites chroniques : les plus fréquentes de ces maladies chez l'enfant sont naturellement celles qui donnent le pourcentage le plus élevé. Sur 83 cas que nous publions, nous trouvons le résultat suivant :

Dans 28 cas : début ignoré du malade ou de la famille.
— 23 — rougeole.
— 4 — grippe.
— 3 — scarlatine associée ou non à la diphtérie.
— 5 — broncho-pneumonie.
— 6 — coqueluche.
— 1 — fièvre typhoïde.
— 1 — syphilis héréditaire.
— 3 — tuberculose avérée.
— 7 — tuberculose douteuse.
— 2 — traumatisme.

Age. — L'âge ne nous semble pas avoir une grande importance. D'après notre statistique, les complications de l'otite chronique seraient surtout fréquentes entre 3 et 10 ans, puisque dans cette période nous observons 55 cas sur 83, alors que nous en trouvons 11 avant 3 ans (proportion encore considérable) et 13 seulement de 10 ans à l'âge adulte. Il n'y a pas lieu de tenir grand compte de ce résultat, car tous ou presque tous ces cas ont été recueillis à l'hôpital Trousseau qui, au point de vue du traitement des maladies de l'oreille, se trouve dans des conditions particulières. Tout enfant porteur d'une otite est en effet immédiatement soigné à la consultation des maladies de l'oreille. Au premier symptôme certain de mastoïdite, l'enfant est conduit dans le service de M. Broca et opéré.

Les otites chroniques sont donc surveillées avec le plus grand soin et opérées aussitôt que le traitement simple semble ne pas agir sur la lésion, aussitôt que se produit la moindre complication ; il est évident que, dans ces conditions, ce sera dans les années qui suivront l'affection causale (rougeole, scarlatine, etc.), affection survenant plutôt chez de jeunes enfants, que l'on pratiquera l'opération.

Quant au sexe et à la localisation à droite ou à gauche, ils m'ont paru avoir assez peu d'importance pour que je ne les signale pas.

Dans notre énumération des causes de l'otite, nous n'avons vu qu'un cas de syphilis héréditaire ayant amené la formation d'un séquestre. La littérature étrangère est à ce sujet beaucoup plus riche que la nôtre. Bacon-Gorham a signalé en mai 1895 l'observation d'une fillette qui, après extraction d'un séquestre mastoïdien, fut guérie par le traitement ioduré. De même, Garzia, de Naples, rapporte en 1895 7 cas d'otite purulente causés par la syphilis dont 2 cas héréditaires. Gonzalez apporte en 1896 l'observation d'un homme de 30 ans qui élimina un séquestre de la mastoïde et fut guéri en 12 jours par le sirop de Gibert. L'otite moyenne suppurée syphilitique est caractérisée, d'après Fournier, par une explosion indolente et subite; mais il est permis, ainsi que le fait Broeckaert, d'élever des doutes sur la nature spécifique d'un certain nombre de cas : les affections suppuratives de l'oreille moyenne peuvent survenir au cours de la syphilis héréditaire sans que celle-ci doive être forcément incriminée.

Nous rappelons que les auteurs allemands ont donné comme très fréquente l'otite chronique consécutive au diabète.

Microbes. — L'étude bactériologique des produits de suppuration a été faite très complètement dans ces dernières années. Il est certain que les microbes de suppuration (staphylocoque, streptocoque, pneumocoque) ont une large part dans le développement des otites, mais c'est Zaufal qui, le premier, déclara que « dans les otites chroniques à sécrétion fétide, il y a probablement d'autres microbes encore inconnus dont il faudra tenir compte et parmi lesquels il y a lieu de distinguer les pathogènes des saprogènes ». De même, Picqué et Février avaient soupçonné le rôle de ces microbes.

Kanthack fit en 1890 un très consciencieux travail basé sur 75 cas aigus et chroniques. Il établit nettement qu'à côté des microbes aérobies dits de suppuration, il fallait faire une place importante aux microbes anaérobies. Depuis, les travaux de Lermoyez, l'importante thèse de Rist ont pu conclure que ces différents microbes peuvent déterminer les complications graves des otites.

MM. Baup et Stanculéanu ont insisté sur les suppurations auriculaires à coli-bacille.

Dans tous les cas que nous rapportons, l'examen du pus a été fait par M. Tollemer, chef de laboratoire à l'hôpital Trousseau. Dans presque tous, il a trouvé des anaérobies. A signaler l'observation LXXX où l'examen très complet a montré la présence exclusive du vibrion septique dans la mastoïde et dans l'abcès cérébral consécutif à l'otite. Nous passons du reste rapidement sur ce point n'ayant pas fait de recherches personnelles.

On peut se demander quel est le rôle de ces différents microbes. Netter avait déjà établi une classification des otites d'après leurs microbes, attribuant à chacune un pronostic différent suivant la nature de ces microbes. Tout récemment, ces idées ont été reprises par Lermoyez et Helme. Ces auteurs pensent que les otites deviennent chroniques par infection secondaire. Les staphylocoques, le tétragène, le proteus seraient les agents de ces suppurations chroniques. La gravité des complications dépendrait du degré de virulence des microbes. Tel n'est pas l'avis de Pes et de Gradenigo qui montrèrent que la chronicité tient surtout à la disposition anatomique de l'oreille. Celle-ci favorise la rétention du pus et, par conséquent, les lésions osseuses consécutives. Cette seconde hypothèse nous paraît rationnelle. Elle semble confirmée du reste par ce fait que, quel que soit l'agent de suppuration, la guérison est de règle après une large trépanation qui crée un drainage énergique.

Enfin une dernière question se pose. Quel est le rôle du bacille de Koch dans les otites chroniques? Les premiers travaux basés simplement sur l'aspect clinique des vieilles otites avec complications mastoïdiennes concluaient à la fréquence très grande de l'infection tuberculeuse.

La thèse de Monscourt, en 1896, est le travail d'ensemble le plus important que nous ayons sur cette question; il conclut après Nathan, Moos, Habermann, qu'il existe environ 30 p. 100 d'otites tuberculeuses. Il appuie son opinion sur ce fait, déjà signalé par Hirtz, que plusieurs cas d'otite chronique ayant débuté vers cinq ou six ans ont déterminé l'éclosion d'une méningite tuberculeuse vers l'âge de vingt ans, et il termine : « Bien des méningites tuberculeuses, croyons-nous, sont en rapport avec des otites tuberculeuses méconnues ». Mignon, moins affirmatif, déclare que beaucoup de cas catalogués tuberculeux méritent d'être vérifiés.

Il nous a paru intéressant de voir si vraiment la tuberculose était cause si fréquente des complications otiques. Nous avons recherché d'abord si les rapports de ces otites avec la méningite tuberculeuse étaient de règle. Pour cela nous avons assisté à de nombreuses autopsies de méningites tuberculeuses à l'hôpital Trousseau ; si du côté de l'oreille nous avons trouvé quelquefois un écoulement purulent, nous n'avons vu qu'une seule fois, dans le service de M. Josias, une tuberculose nette du rocher avec nécrose.

Hirtz déclarant que beaucoup d'otorrhées chroniques amenaient plus tard l'apparition d'une méningite tuberculeuse, il fallait, pour contrôler son assertion, revoir tous les anciens malades opérés d'une otite chronique avec ou sans complications.

Nous fûmes assez heureux pour retrouver plus de 30 de ces opérés et, faut-il simplement attribuer au hasard cette constatation : parmi ces enfants opérés depuis un an, deux ans, quelquefois cinq et même sept ans, puisqu'il en est qui furent traités en 1893, non seulement aucun ne présente de manifestation de tuberculose générale ou de trace de méningite tuberculeuse, mais tous, de l'avis de leurs parents, ont bénéficié très rapidement de l'intervention.

On conçoit l'importance d'une telle constatation. Si la plupart des otites chroniques simulent la tuberculose, et si peu d'entre elles sont réellement tuberculeuses, aucun auteur n'aura le droit de déclarer, ainsi que l'a fait Hegetschweiler en 1896, d'après 39 préparations de Bezold, qu'il ne faut pas opérer les otites chroniques qui semblent tuberculeuses. Il ajoute que les opérations ont donné de déplorables résultats. Or, non seulement, nous le répétons, nous avons toujours vu l'opération donner un bon résultat dans les vieilles otorrhées, chez les enfants maigres, porteurs d'adénites cervicales, épuisés enfin par leur suppuration, mais même chez des sujets nettement tuberculeux, ayant des gommes ou des ostéites, la trépanation fut toujours suivie de la guérison des accidents auriculaires ou mastoïdiens. Si 5 d'entre eux moururent de tuberculose généralisée, la faute n'en est vraiment pas à la trépanation.

Enfin désireux d'établir une conviction déjà faite sur une base plus scientifique, et voulant vérifier les recherches de William Milligan qui par inoculation des produits de grattage de la mastoïde au cobaye disait obtenir « souvent » la preuve d'une lésion tuberculeuse, nous choisîmes parmi les opérés de M. Broca 5 enfants porteurs de très vieilles lésions mastoïdiennes, ayant même des antécédents tuberculeux, chez lesquels l'opération mit à jour des cellules remplies d'un pus grumeleux ou de fongosités. Nous inoculâmes avec ces débris 5 cobayes qui furent sacrifiés six semaines après : aucun d'eux ne présenta la moindre trace de tuberculose.

Nous pouvions donc conclure que, à part les cas très nets de nécrose tuberculeuse du rocher, où des accidents méningitiques ou pulmonaires entraînent une mort rapide (ces cas sont beaucoup moins nombreux que ne le dit Monseourt), il est de nombreuses otites avec lésions osseuses du temporal qui simulent la tuberculose. Pour celles-là, non seulement le traitement chirurgical n'est pas contre-indiqué, mais il doit être pratiqué le plus rapidement possible. Hâtons-nous de dire que c'est du reste là en partie l'opinion de Schwartze.

Nous n'aurions pas attaché une telle importance à des conclusions qui sont établies sur 5 cas seulement si, alors que nous terminions nos recherches, n'avait paru dans les *Archives italiennes d'otologie* un important article de Giuseppe Garbini et Francesco Stagnitta Bolistreri sur la tuberculose de l'oreille (1899).

Nous fûmes heureux de constater que dans leur travail assez considérable puisqu'il porte sur 40 cas, dans 4 cas seulement ils ont trouvé de la tuberculose et cependant dans les 40 cas, il y avait carie ou nécrose du temporal. Leurs recherches très soignées furent appuyées d'inoculations de fongosités au cobaye. Ils concluent, et nous acceptons complètement ces conclusions, que la carie tuberculeuse est avec la carie simple du temporal dans la proportion de 10 p. 100.

ANATOMIE

RÉGION MASTOÏDIENNE

C'est grâce à M. Quénu, professeur agrégé, chirurgien des hôpitaux, chef des travaux à l'amphithéâtre d'anatomie des hôpitaux, que nous avons pu recueillir tous les documents nécessaires à cette étude. Nous tenons à le remercier de sa très grande bienveillance à notre égard. Nos recherches ont porté sur 150 temporaux d'adultes et d'enfants. Nous avons injecté les artères et les veines de dix têtes qui furent décalcifiées pour la plupart.

Limites. — Il est bien difficile d'assigner des limites précises à la région mastoïdienne, puisque rien n'est moins stable que l'apophyse elle-même : aussi, tout en répétant avec M. Poirier que cette région a pour limites les limites mêmes de l'apophyse mastoïde, nous devons ajouter que les points de repère extérieurs ne permettront pas de circonscrire rigoureusement la région.

En avant, le sillon auriculaire postérieur qui s'avance notablement sur l'apophyse est en pleine région mastoïdienne. Il faut décoller toute la portion du pavillon qui s'insère en avant de lui pour arriver à la face postérieure du conduit, véritable limite de la mastoïde.

En arrière, la région finit avec le bord postérieur de l'apophyse. Mais il suffit de regarder un temporal adulte pour voir que, si dans la portion inférieure de l'os le rebord mastoïdien est saillant et très facile à trouver sous les parties molles, dans sa portion supérieure, il vient mourir sur la lame compacte et mince qui prolonge en arrière l'apophyse et vient s'articuler avec l'occipital. C'est du moins la disposition la plus fréquente.

En haut, la limite est bien établie par la crête sus-mastoïdienne qui prolonge en arrière la racine postérieure du zygoma.

En bas, le tronc de cône formé par le sommet de l'apophyse est nettement sensible bien qu'engainé sur presque toute son étendue par l'insertion du sterno-cleido-mastoïdien.

En dedans, la mastoïde se continue sans démarcation avec le rocher dans sa partie supérieure. Nous reviendrons sur les rapports de ces deux portions de l'os temporal. Dans sa partie inférieure, elle répond à la rainure digastrique et à l'apophyse transverse de l'atlas.

En dehors, enfin, elle est recouverte par la peau et des parties molles que nous allons étudier.

Dissection de la région. — Si par une incision en croix, nous rabattons latéralement la peau de la région mastoïdienne, peau fine et d'ordinaire non recouverte par les cheveux, très mobile sur les plans profonds chez l'enfant, plus adhérente chez l'adulte, nous trouvons réunie à la peau par un tissu celluleux quelquefois dense, l'aponévrose épicranienne mince et qu'il est difficile de séparer de la couche profonde formée par le périoste.

C'est au-dessus de l'aponévrose que se trouve le petit muscle auriculaire postérieur, mince, aplati. A la limite supérieure de la région, le muscle auriculaire supérieur vient présenter son bord postérieur et ses dernières fibres d'insertion.

Artères. — Les artères sont fournies presque exclusivement par l'*auriculaire postérieure*. Celle-ci se divise en deux branches. L'une dirigée immédiatement en arrière passe sous le sterno-cleido-mastoïdien près de son insertion. C'est la *branche profonde* que nous retrouverons tout à l'heure. L'autre gagne le sillon rétro-auriculaire. C'est la *branche superficielle*. Elle se bifurque en une artère volumineuse qui va au pavillon et un rameau postérieur mastoïdien qui, d'abord dirigé en arrière, passe sous le muscle auriculaire postérieur en lui abandonnant des branches et remonte ensuite presque verticale pour aller s'anastomoser à la limite supérieure de la région avec une division de la temporale superficielle.

La *branche profonde* passe sous le sterno, longe le bord postérieur de la mastoïde et vient à la partie inférieure de la suture pétro-occipitale se diviser en deux branches terminales : l'une postérieure qui va se distribuer à la région occipitale et s'anastomoser avec les ramuscules de l'artère de même nom, l'autre ascendante qui suit la suture pétro-occipitale, donne une artère mastoïdienne qui passe par le trou mastoïdien pour gagner la gouttière du sinus

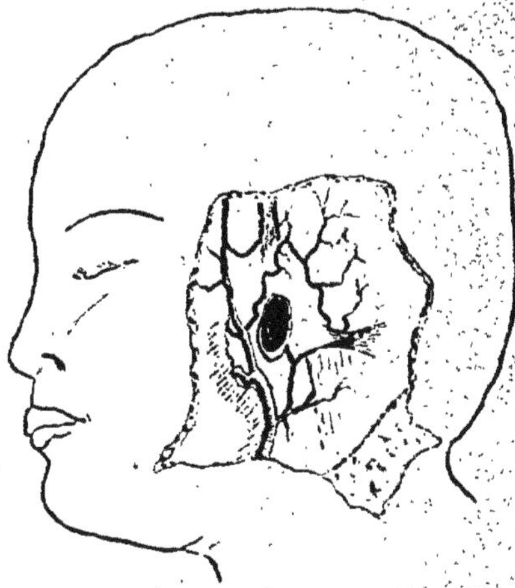

Fig. 1. — Artères superficielles.

latéral où nous la reverrons, et vient enfin se terminer au bord supérieur de l'écaille du temporal.

Durant ce trajet, la branche profonde donne un certain nombre de rameaux importants : l'un très long et grêle monte sur le bord antérieur de l'apophyse et vient chez l'enfant vers la partie moyenne de la suture mastoïdo-squameuse se diviser en deux branches, l'une ascendante, l'autre descendante, qui suivent la suture et donnent un grand nombre de ramuscules perforants à l'antre et aux cellules mastoïdiennes.

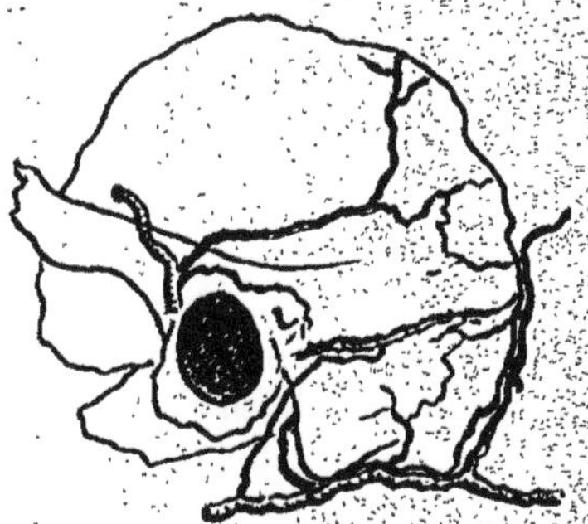

Fig. 2. — Artères profondes.

Je n'ai pas retrouvé ces rameaux perforants chez l'adulte.

Une seconde branche plus importante contourne le sommet de l'apophyse et se dirige horizontalement en dedans, c'est l'artère stylo-mastoïdienne.

Plusieurs autres rameaux enfin se distribuent à la face externe du temporal, l'un d'eux, à la partie supérieure de la région mastoïdienne, traverse d'arrière en avant la face externe de l'écaille pour venir s'anastomoser avec une branche postérieure de la temporale.

Veines. — Chacune de ces artères est accompagnée par une ou deux petites veines qui assurent la circulation en retour du sang de la région. Mais à la partie postérieure de la mastoïde se voient constamment une ou plusieurs veines d'un volume souvent considérable et dont l'importance est beaucoup plus grande puisqu'elles constituent une des grandes voies de dérivation des sinus craniens vers les voies de circulation exocraniennes.

On décrit d'ordinaire une veine *émissaire mastoïdienne* qui sort du crâne par un orifice creusé, dit Schwartze, vers la partie moyenne de l'apophyse, sur une ligne horizontale passant par le conduit auditif. Après l'examen de 150 crânes environ, je suis arrivé à une tout autre conclusion ; conclusion rationnelle d'ailleurs : le trou mastoïdien correspond rarement au milieu de la mastoïde, ordinairement épaisse et celluleuse en ce point ; il se trouve placé plus en arrière au niveau de cette portion de l'os qui correspond en dedans au sinus et qui, le plus souvent, est réduite à une lame mince ; quelquefois enfin l'orifice mastoïdien occupe la suture pétro-occipitale.

Cette conclusion est importante, car elle est en désaccord avec l'opinion d'auteurs qui prétendent que, traversant les cellules mastoïdiennes, l'émissaire sera souvent envahie par le processus inflammatoire et deviendra le siège d'une phlébite qui, par propagation, gagnera le sinus : en réalité la veine mastoïdienne est presque toujours en dehors de la zone atteinte.

Le trou mastoïdien qui lui donne passage peut être considérable et présenter le volume d'une plume d'oie ; il peut être à peine visible. Il existe entre ces deux extrêmes tous les intermédiaires.

Sa direction est également variable. Souvent perpendiculaire au plan osseux, il peut être taillé en biseau et dans ce cas est dirigé très obliquement d'arrière en avant et de dehors en dedans.

Le canal ainsi formé peut avoir, dit Coudert, 2 à 3 centimètres de long.

Enfin, il arrive fréquemment qu'à côté du conduit principal on trouve un ou plusieurs conduits accessoires. Quelquefois l'un de ces conduits vient se brancher tout près de l'orifice externe sur le

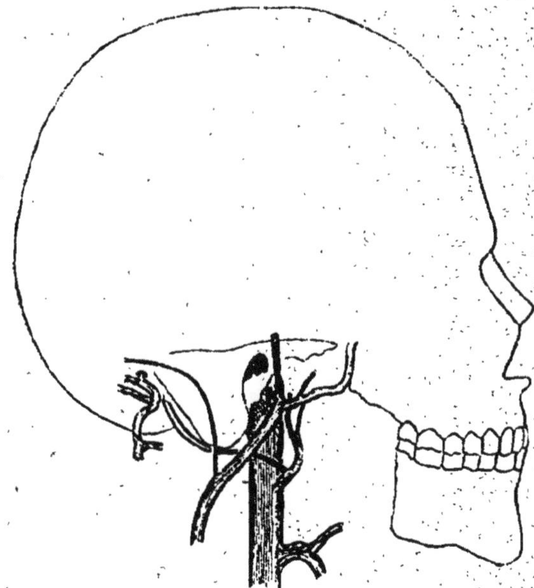

Fig. 3. — Veines mastoïdiennes (d'après Launay).

conduit principal. Le plus souvent ils sont indépendants, et plus ou moins éloignés du trou mastoïdien. Une des veines auxquelles ces canaux donnent passage aurait une situation fixe, d'après Coudert : elle naîtrait du sinus au niveau de son coude et son diamètre serait en rapport inverse avec celui de l'émissaire mastoïdienne.

Le trajet de ces veines dans l'intérieur du rocher est très oblique et par transparence, après injection on les voit ramper sous la table interne de l'os avant de gagner l'extérieur.

On trouvera donc sur la partie postérieure de la mastoïde un certain nombre de veines dont la plus importante est l'émissaire mastoïdienne. Que deviennent ces veines? L'excellente thèse de Launay nous renseigne à ce sujet :

« Avec l'artère occipitale se trouvent en effet des veines ; au delà

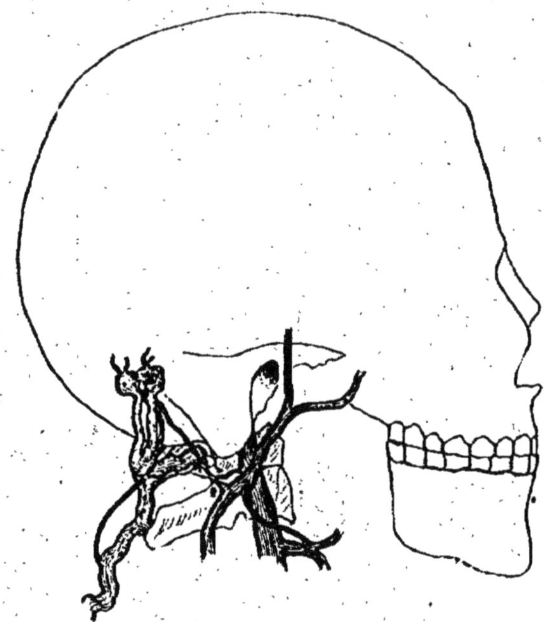

Fig. 4. — Veines mastoïdiennes (recherches personnelles).

du trou mastoïdien, elles sont tributaires des veines jugulaires postérieures auxquelles elles apportent une partie du sang du sinus latéral par la ou les veines émissaires mastoïdiennes ; en deçà, des veines occipitales profondes accompagnent l'artère occipitale et se jettent assez bas dans le prolongement du confluent parotidien. Quelquefois les deux veines satellites de l'artère sont petites et semblent ne pas aller jusqu'au trou mastoïdien; quelquefois plus considérables, elles y vont drainer aussi le sinus latéral... »

D'autre part, M. Walther dans son travail sur les veines du rachis dit que « la veine mastoïdienne, ordinairement assez grêle, unit directement la jugulaire postérieure au sinus latéral ».

Sur un sujet adulte, nous avons trouvé une disposition différente et qui nous a paru assez intéressante pour que nous la reproduisions. Les veines mastoïdiennes sorties du crâne par un trou principal assez considérable et des conduits accessoires nombreux, se réunissent pour former une sorte de plexus intimement accolé à la partie postérieure de la mastoïde.

De ce plexus partent deux troncs descendants verticaux qui, en regard de l'arc postérieur de l'atlas, se réunissent pour se bifurquer de nouveau en deux groupes veineux : l'un antérieur et horizontal est formé par deux veines vertébrales qui pénètrent dans l'orifice de l'apophyse transverse de l'atlas, l'autre postérieur et vertical est constitué par la veine jugulaire postérieure. De plus deux anastomoses réunissent le confluent mastoïdien d'une part à la jugulaire postérieure-au-dessous de l'axis, d'autre part à la jugulaire externe au niveau de l'émergence de la faciale postérieure. La jugulaire interne très peu volumineuse ne devrait recevoir dans ce cas qu'une faible partie du sang du sinus latéral.

La connaissance de ces voies de dérivation veineuses est importante. Ne voit-on pas, en effet, que, dans un cas analogue, la ligature de la jugulaire interne au cours d'une phlébite du sinus latéral eût été bien illusoire, la plus grande partie du sang étant drainée par la voie postérieure.

Lymphatiques. — Une seule fois nous avons pu injecter les lymphatiques de la région mastoïdienne par la méthode de Gérota. Nous avons constaté la présence de deux petits ganglions situés sous l'aponévrose épicranienne. Ces ganglions ont été décrits par M. Poirier qui en avait trouvé un plus grand nombre.

Nerfs. — La branche mastoïdienne du plexus cervical est trop connue pour que, de nouveau, nous en fassions la description. Nous signalerons simplement ce fait observé sur une très jolie dissection de M. Debonnelle à l'amphithéâtre d'anatomie que l'anastomose de la branche auriculaire du facial avec le plexus peut être double : un court rameau partant de la branche auriculaire avant sa bifurcation se jette presque immédiatement dans le plexus ; au-dessus de celui-ci un ramuscule grêle gagne la branche supérieure du nerf cervical en avant du muscle auriculaire postérieur, après avoir contourné toute la face externe de l'apophyse.

Au-dessous de ces parties molles, la face externe de l'apophyse mastoïde forme le plan osseux.

Apophyse mastoïde.

Configuration extérieure. — Limitée en avant par le bord postérieur du conduit osseux, en haut par la crête sus-mastoïdienne, en bas par la rencontre angulaire de ses bords antérieur et postérieur, en arrière par la suture pétro-occipitale, la mastoïde est bien différente suivant le sexe, suivant les individus, suivant l'âge surtout. L'étude de son développement nous apprend qu'à la naissance elle forme une faible saillie en arrière du conduit auditif. Ce n'est que vers 3 ans qu'elle acquiert sa forme et sa situation définitives. De 8 à 10 ans, elle est en petit ce qu'elle sera chez l'adulte.

Chez ce dernier, elle forme une saillie conoïde à base supérieure, à sommet inférieur. Peu développée chez le nègre, très développée chez le Mongol, elle présente deux faces externe et interne qui viennent se réunir pour former le bord antérieur et le bord postérieur.

Base. — Il est difficile d'assigner des limites à la base de l'apophyse, puisque, ainsi que nous le dirons, celle-ci peut se prolonger plus ou moins loin dans l'intérieur de la pyramide rocheuse formée par le plancher de l'étage moyen du crâne, cette base est traversée par la suture pétro-squameuse. Elle se termine en arrière de la crête saillante qui crée le bord supérieur du rocher en se continuant à angle droit ou presque droit avec la face postérieure de l'os qui va former la gouttière du sinus latéral.

Face externe. — La face externe, la plus importante au point de vue chirurgical, est convexe d'avant en arrière. De bas en haut, elle offre une convexité accentuée au-dessus de son sommet, pour s'aplatir bientôt et même devenir concave en arrière du conduit auditif. Elle se relève enfin pour former la crête sus-mastoïdienne.

Nous n'insisterons pas sur les nombreux points de repère décrits par tous les auteurs sur cette face externe de l'apophyse. Au-dessous de la crête sus-mastoïdienne, l'épine de Henle, petite saillie presque toujours sensible chez l'adulte, déborde d'ordinaire le quadrant supérieur du bord postérieur du conduit. Quelquefois il faut plonger dans le conduit lui-même pour trouver trace de cette épine. Chez l'enfant en bas âge, elle fait défaut. Mais en arrière d'elle, on trouve toujours chez l'enfant, souvent chez l'adulte, une zone criblée de trous vasculaires, zone très importante qui, en l'absence de l'épine, indique le point exact où doit porter la trépanation. Enfin au-dessous se trouve la trace de la suture mastoïdo-squameuse.

Il est facile sur les rochers d'enfants et sur la plupart des rochers

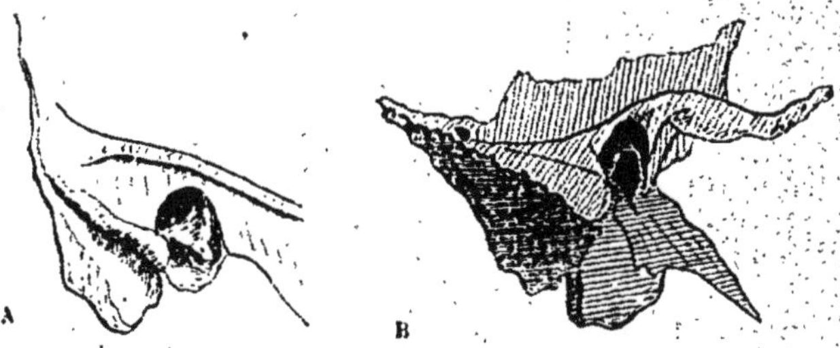

Fig. 5. — Suture mastoïdo-squameuse.
A, Ours. — B, Mouton (avec les trois os constituant primitivement le temporal).

d'adultes, plus encore sur le crâne de certains animaux, de retrouver la trace de la séparation primitive de l'écaille et du rocher. Celle-ci est indiquée par une ligne oblique de haut en bas et d'arrière en avant dont la situation par rapport au conduit auditif est loin d'être stable. Placée dans la majorité des cas à l'union de la moitié antérieure et supérieure de l'apophyse avec sa moitié postérieure et inférieure, elle peut se trouver beaucoup plus bas, à peu de distance du bord postérieur de la mastoïde. Dans 20 p. 100 des cas, nous n'avons trouvé aucun vestige de la suture ; dans 60 cas elle occupait la position précédemment indiquée; dans 20 cas enfin elle suivait le bord postérieur de l'apophyse à 2 millimètres en avant. L'écaille aurait ainsi dans la formation de l'apophyse un rôle beaucoup plus important que ne le lui concèdent la plupart des auteurs.

Chez l'enfant en bas âge, la suture est placée beaucoup plus haut ; elle aboutit en avant, non plus comme chez l'adulte, bien au-dessous du conduit auditif, mais sur le bord postérieur de ce conduit, à

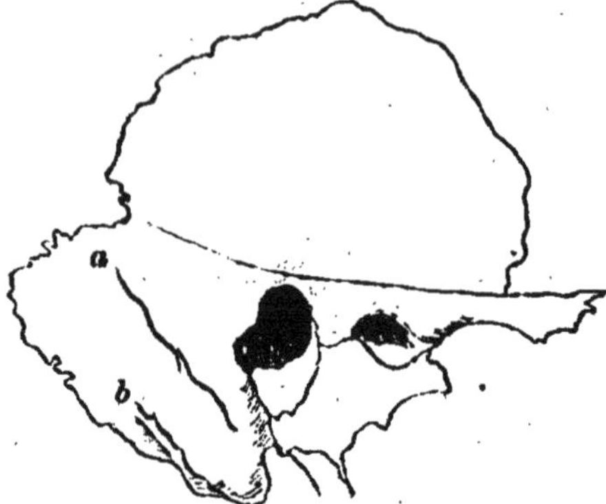

Fig. 6. — Suture mastoïdo-squameuse chez l'adulte (très réduit).
(Les traits a et b indiquent la situation possible de la suture).

égale distance des deux bords supérieur et inférieur. A mesure que l'on avance en âge jusqu'au développement complet de l'apo-

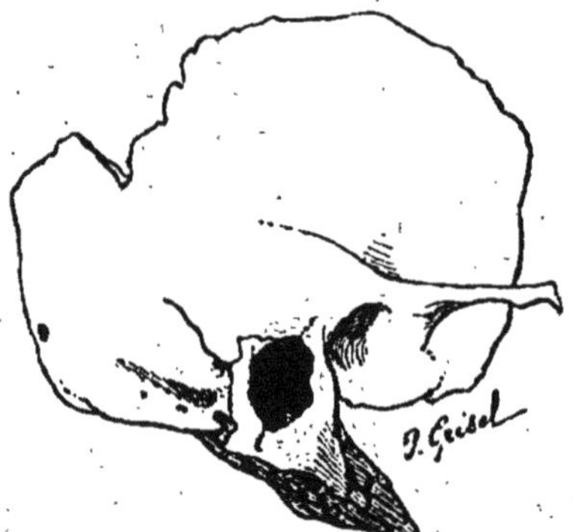

Fig. 7. — Suture mastoïdo-squameuse chez l'enfant.

physe, cette limite s'abaisse de sorte que, si chez l'adulte le bord postérieur du conduit osseux est formé par l'écaille renforcée dans sa moitié inférieure et interne par l'os tympanal, chez l'enfant jusqu'à 3 ans la suture mastoïdo-squameuse se termine en avant dans le conduit auditif.

Le conduit est formé : en avant, en bas et en arrière, par l'os tympanal ; en haut par la portion écailleuse du temporal ; mais, dit Millet : « tandis qu'en haut et en avant la portion tympanale vient se souder à la portion écailleuse, en haut et en arrière, il reste entre ces deux pièces un espace qui est comblé par la portion mastoïdienne du temporal. Cette portion mastoïdienne est creusée de cellules (les cellules limitrophes du conduit) ».

La présence de la suture et de ces cellules peut nous expliquer pourquoi les suppurations mastoïdiennes viennent si souvent se frayer un chemin sur la face postérieure du conduit, décollant les téguments et déterminant cette chute de la paroi postéro-supérieure qui gêne si souvent l'examen otologique. Ajoutons du reste que des orifices vasculaires nombreux favorisent cette évolution du pus.

La *face interne* de l'apophyse, libre dans sa partie inférieure où elle répond au digastrique et à l'artère occipitale, fait corps avec le rocher dans le reste de son étendue.

Le *bord antérieur* mousse et arrondi est vertical ou présente une légère concavité antérieure.

Le *bord postérieur* est au contraire très incliné de haut en bas et d'arrière en avant. Très saillant dans sa partie inférieure, il vient plus haut se perdre sur le tiers postérieur de l'os.

Le *sommet* enfin, d'ordinaire arrondi, quelquefois s'effile en une pointe mousse, quelquefois se renfle en massue, la partie moyenne de l'apophyse présentant dans ce cas une sorte d'étranglement.

Configuration intérieure. — Connaissant la configuration externe de l'apophyse, il nous sera facile d'étudier sa constitution et les rapports de ses éléments avec les points de repère extérieurs. C'est sur un grand nombre de coupes vertico-transversales, horizontales, obliques, sur des dissections après décalcification, que nous avons établi nos conclusions. Les plus intéressantes de ces pièces ont été dessinées avec talent par notre ami le docteur Grisel que nous ne saurions assez remercier.

Une ou plusieurs coupes pratiquées sur une mastoïde pneumatique montre qu'elle est divisée en un grand nombre de petites cavités par des cloisons minces ou épaisses ordonnées suivant une direction spéciale : ces cavités sont les cellules mastoïdiennes. Sur une apophyse diploïque, les cellules manquent, un tissu dense, quelquefois éburné, occupe en grande partie l'apophyse. Cependant, toujours dans la partie supérieure s'observe un orifice grand ou petit, dont l'existence est donc indépendante de celle des cellules ; c'est l'antre mastoïdien. L'antre communique par un canal large ou étroit, long ou très court, horizontal ou oblique, avec la caisse du tympan, cet orifice porte le nom d'aditus. Enfin d'autres orifices se montrent sur les coupes : les uns sont le vestige des cavités de l'oreille interne dont nous ne nous occuperons que pour en signaler les rapports ; les autres donnent passage à des vaisseaux ou à des nerfs dont le plus important est le nerf facial : nous aurons également à les décrire.

Cellules mastoidiennes. — Chez l'enfant à la naissance, l'apophyse à peine sensible est composée entièrement de tissu spongieux. On ne trouve pas dans l'os ces volumineuses cavités qui portent le nom de cellules mastoïdiennes. Une seule cavité importante en occupe la base, c'est l'antre mastoïdien. Cependant Schwartze et Eysell ont constaté presque toujours à cet âge quelques petites cellules situées à la partie postérieure de l'antre.

Il est du reste difficile d'assigner une date à la formation des cellules. Si Millet a pu chez un enfant de six mois trouver une mastoïde creusée de nombreuses cavités, si Lermoyez a publié chez un enfant de sept mois une mastoïdite de Bezold dans une apophyse complètement celluleuse, le plus souvent ce type celluleux ne se rencontre constitué qu'entre trois et quatre ans.

Les cellules se montrent d'abord vers la partie externe de l'antre, dans la portion appartenant à l'écaille, à la fin de la première année. Puis peu à peu, et rayonnant de l'antre vers la périphérie, elles envahissent la mastoïde, l'écaille, le rocher et le type adulte est définitivement constitué.

Ce type est du reste bien différent suivant les individus et ne dépend en aucune façon de la forme extérieure de l'apophyse. Telle mastoïde très petite est cependant creusée de volumineuses cellules, telle autre mastoïde saillante, énorme, est formée entièrement de tissu compact. Il n'est pas un auteur qui, à ce sujet, n'adopte la classification de Zuckerkandl en mastoïdes à type pneumatique où les cellules sont très développées, à type diploïque ou scléreux où les cellules sont absentes, enfin à type mixte où l'on retrouve à la fois des cellules et du tissu compact. Comme le disait M. Ricard dans son excellent article de la *Gazette des hôpitaux* de 1889 : « Ces épithètes conviennent bien pour caractériser certains types d'apophyse mastoïde; mais elles sont loin de répondre à tous les cas, et, bien souvent, telle apophyse qui est pneumatique en avant est scléreuse ou diploïque en arrière. Sur 250 temporaux, Zuckerkandl a trouvé 36,8 p. 100 d'apophyses pneumatiques, 43,22 p. 100 d'apophyses en partie pneumatiques, en partie diploïques, 20 p. 100 d'apophyses diploïques ou scléreuses.

Nous avons coupé 90 temporaux d'adultes et sommes arrivés à une conclusion absolument semblable à celle de M. Ricard : la division de Zuckerkandl est toute factice, car les types de sa classification sont rarement bien établis. Dans de nombreuses apophyses, on trouve des cellules assez volumineuses pour qu'elles méritent le nom de pneumatiques, mais dans ces mêmes apophyses les deux corticales externe et interne sont extrêmement épaisses, les travées qui séparent les cellules sont denses et résistantes et par conséquent le tissu scléreux a une large part dans leur constitution. A côté de celles-ci, d'autres au milieu d'un tissu compact très dur présentent quelques rares cellules mastoïdiennes ; il faut, d'après la classification de Zuckerkandl, rapprocher ces deux types différents et les faire entrer dans les apophyses en partie pneumatiques, en partie scléreuses.

Adoptant cependant la classification admise : sur 90 mastoïdes adultes nous avons trouvé 27 apophyses à type nettement pneumatique, 24 apophyses à type nettement scléreux, 39 enfin où les deux types se rencontrent également ou inégalement distribués.

Plus importante est l'étude de l'organisation de ces cellules mastoïdiennes. Communiquant entre elles et avec l'antre lorsque le type pneumatique est bien net, elles peuvent être indépendantes dans de nombreux cas et il nous est arrivé souvent de voir sur des coupes ou même au cours d'une intervention des cellules de la pointe mastoïdienne complètement séparées, par un tissu très dense, du reste de l'apophyse.

Lorsqu'elles communiquent avec l'antre (soit par de très petits pertuis, soit par de larges orifices), les cellules présentent un axe qui se dirige vers l'antre « comme les rayons vers le centre d'une sphère », suivant la comparaison de Broca et Lubet-Barbon. « De ce centre, disent-ils, les unes se dirigent en avant vers le conduit qu'elles ferment et limitent dans sa partie postéro-supérieure (cellules limitrophes) ; les autres très variables comme volume, directement en bas (grandes cellules) ; les autres tout à fait en arrière et en bas vers l'occiput les autres enfin en arrière et en haut, venant se souder à celles de la portion écailleuse. »

Cette pure constatation anatomique, très juste, sera complétée par un extrait de l'excellent travail de Schwartze et Eysell, dont M. Rieffel accepta récemment les conclusions dans son cours à la Faculté.

« Disposées comme les rayons d'une sphère dont le centre est formé par l'antre mastoïdien, les cellules ont toujours leur plus grand axe sur un rayon de cette sphère, leur développement se faisant toujours du centre vers la périphérie. » Le travail de Schwartze et Eysell devient particulièrement intéressant lorsqu'il étudie la disposition cellulaire par rapport aux parties constituantes du temporal. M. Ricard dans son article s'attaque avec énergie à la dénomination de cellules mastoïdiennes donnée à ces cavités : pour lui ce sont des cellules pétreuses, « car elles appartiennent entièrement au rocher, c'est-à-dire à la portion pétreuse du temporal. « Cette conclusion n'est pas acceptée par M. Poirier, elle nous semble également excessive. Le terme de cellules mastoïdiennes insuffisant avait tout au moins l'avantage de ne pas accorder au rocher la formation complète des cellules. Schwartze et Eysell concluent de leurs recherches d'une façon beaucoup plus séduisante ». Il existe deux sortes de cellules : les cellules provenant de l'écaille, les cellules provenant de la portion pétreuse. Les deux groupes sont séparés par une lame osseuse, vestige de la séparation primitive de l'écaille et du rocher, lame qui, dans sa partie supérieure, est unique et dans sa partie inférieure se convertit en un véritable tissu lamellaire dont la portion externe appartient à l'écaille, dont la portion interne appartient au rocher. Elle est le vestige de la suture pétro-squameuse et se retrouve même chez l'adulte. »

Nous avons pu constater dans de nombreux cas la persistance de cette lame qui divise en deux groupes les cellules mastoïdiennes, et nous représentons ici quelques-uns de ces cas. Sur un rocher

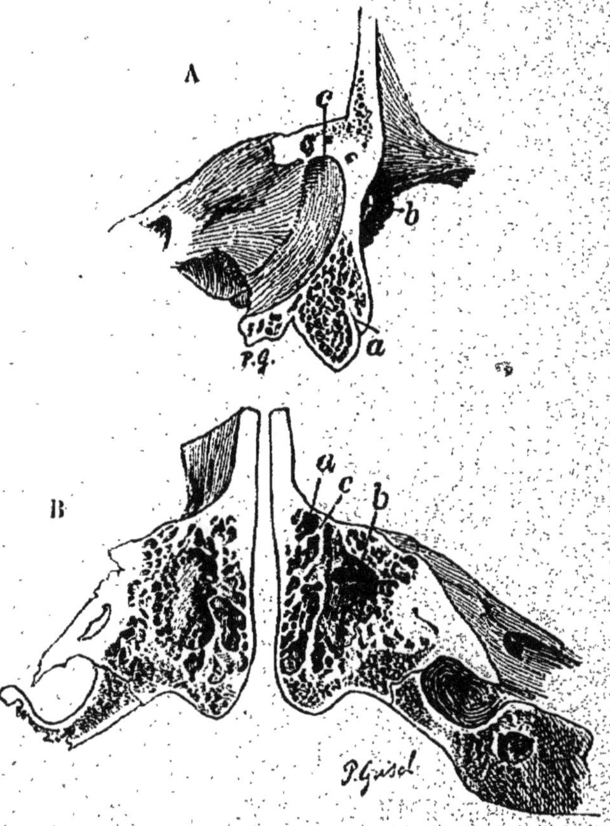

Fig. 8. — Lame de Schwartze-Eysell.

A. *a*, lame de Schwartze; *b*, épine de Henle; *c*, sinus. — B. *a*, cellules externes; *b*, antre; *c*, lame de Schwartze.

diploïque on voit très bien au niveau de la suture mastoïdo-squameuse, sur la mastoïde, la partie inférieure de cette lamelle osseuse formée de la réunion des deux corticales de l'écaille et du rocher. Chez certains animaux, elle existe avec une netteté parfaite,

Cependant cette lame, si elle reste visible sur beaucoup de temporaux, ne forme pas une cloison hermétique entre les deux groupes de cellules. Il existe de nombreux pertuis qui établissent des communications entre la partie profonde et la partie superficielle de la mastoïde ; enfin, chez le vieillard, elle subit une résorption plus ou moins complète. Cependant elle sépare assez nette-

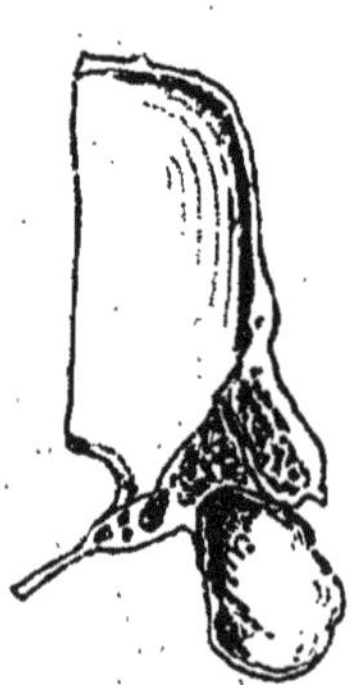

Fig. 9. — Séparation complète de l'écaille et du rocher (renard).

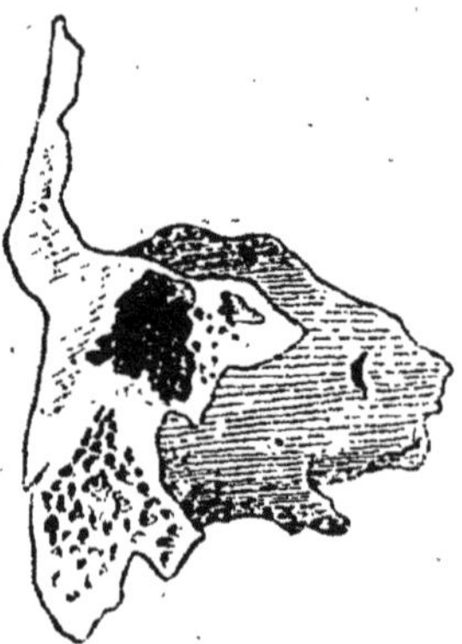

Fig. 10. — Coupe vertico-transversale de la mastoïde montrant la suture mastoïdo-squameuse : une portion écailleuse scléreuse, une portion pétreuse squameuse.

ment les deux parties du temporal pour qu'elles puissent avoir une constitution différente (fig. 10).

Des deux groupes cellulaires qu'elle sépare l'un est postéro-inférieur, l'autre antéro-supérieur. Le premier, le plus important, va, dit Schwartze, jusqu'au canal de l'émissaire mastoïdienne et entoure la partie médiane du sillon sigmoïdien ; il n'en est séparé, du reste, que par une lame osseuse très mince. Il est facile de voir toute l'importance de ce fait. Les cellules se dirigent verticalement en bas ; elles atteignent la pointe et la face interne de la mastoïde : c'est là une condition très favorable pour la production d'une perforation de la pointe de l'apophyse souvent très mince et l'apparition d'abcès cervical profond, ensemble symptomatique qui caractérise la mastoïdite de Bezold.

Quant aux cellules postérieures et profondes, s'avançant jusque derrière le sinus, elles seront fréquemment le siège d'un processus inflammatoire qui pourra s'étendre au gros tronc veineux. Est-ce une raison suffisante pour systématiser de nouveaux groupes de cellules, ainsi qu'ont voulu le faire récemment Stanculéanu et Depoutre?

Nous représentons ci-contre quatre coupes des cellules postérieures

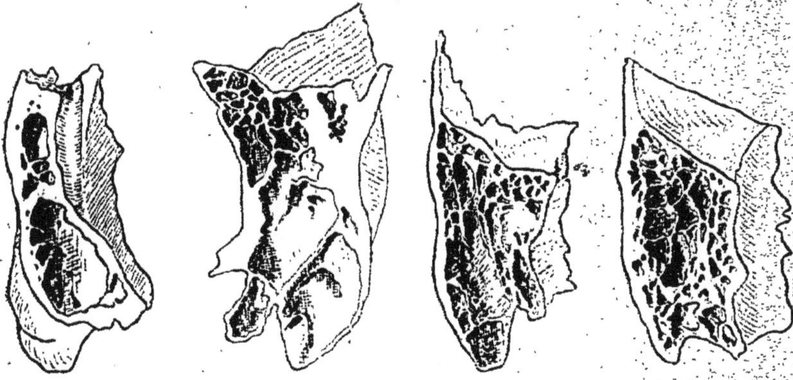

Fig. 11.

de la mastoïde qui montrent combien il sera difficile de systématiser des cellules qui sont variables dans leur forme, leurs dimensions, leur disposition. Nous croyons que la chirurgie de la mastoïde a tout intérêt à être simplifiée et qu'indiquer la possibilité de cellules très profondes, c'est montrer à l'opérateur qu'il doit aller à leur recherche, qu'elles communiquent largement avec les cellules superficielles ou qu'elles en soient séparées par des cloisons épaisses.

Le groupe antéro-supérieur comprend les cellules situées au-dessus de l'antre, en dehors de l'antre et dans la mastoïde jusqu'à la suture mastoïdo-squameuse. D'abord horizontales, elles se rapprochent peu à peu de la verticale à mesure qu'elles descendent, leur grand axe étant toujours dirigé vers l'antre, elles sont beaucoup plus petites que les cellules pétreuses. Siebenmann, dans une corrosion des cellules, montre bien cette disposition. Lenoir insiste, avec raison, sur le groupe cellulaire placé en dehors de l'antre. Bien souvent, nous avons trouvé là une grosse cellule qui ne présentait d'orifice qu'à sa partie interne, là où elle communiquait avec l'antre (*aditus externus* de Lenoir). Une exploration superficielle pourra faire confondre cette cellule avec l'antre lui-même. Enfin, dans certains cas signalés par Hyrtl, le groupe cellulaire postérieur se prolonge dans l'occipital.

Antre. — L'antre est la plus grande des cellules mastoïdiennes, pour la plupart des auteurs. M. Poirier, dans son *Anatomie médico-chirurgicale* où tout ce qui concerne la région mastoïdienne est d'une observation rigoureuse, dit : « L'antre pétreux et non mastoïdien existe sur le nouveau-né avec des dimensions presque égales à celles qu'on lui voit chez l'adulte, et le nouveau-né n'a pas d'apophyse mastoïde. » C'est bien là en effet ce qui caractérise l'antre. Nous préférons cependant l'appeler pétro-squameux, car il est facile de voir que l'écaille entre pour une part notable dans sa constitution.

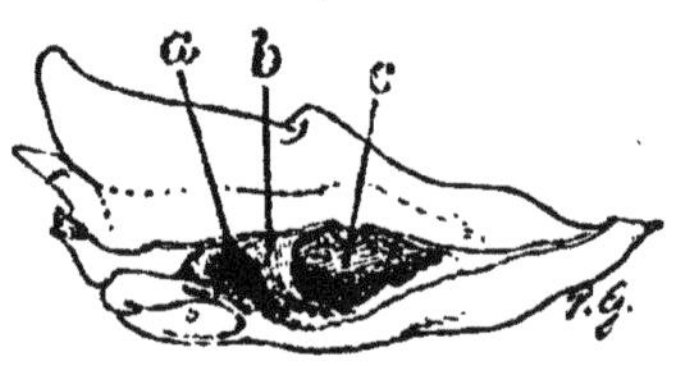

Fig. 12. — Rocher après séparation de l'écaille et du rocher à la naissance. a, caisse ; — b, relief du facial ; — c, antre.

Prenons en effet un temporal d'enfant à la naissance ; effectuons, ce qui est facile, la séparation de l'écaille et du rocher, nous découvrons toute la face externe de l'antre et du canal qui le fait communiquer avec la caisse.

Formation. — A cet âge, l'antre, cavité ovalaire à grand axe antéro-postérieur, se continue directement avec la caisse du tympan dont il s'est évaginé vers le 4e mois de la vie fœtale. La paroi supérieure des deux cavités se continue sans démarcation, leur paroi inférieure est séparée par une sorte de crête dirigée transversalement de dedans en dehors, ébauche de l'étranglement qui portera le nom d'*aditus ad antrum*, en réalité bloc osseux solide formant le tunnel dans lequel passe le nerf facial.

Le rocher forme toute la paroi interne de l'antre, toute sa paroi inférieure, les quatre cinquièmes de sa paroi supérieure, le sixième de sa paroi externe.

L'écaille qui vient s'appliquer comme une porte en dehors de la cavité forme le cinquième externe de sa paroi supérieure et les cinq sixièmes de sa paroi externe.

Si cette constitution anatomique varie peu, le rocher venant cependant chez l'adulte empiéter davantage sur la paroi supérieure de l'antre, l'écaille descendant aussi plus bas sur la mastoïde, il se produit cependant d'importantes modifications dans la position, la forme, les rapports de la cavité. Nous allons étudier parallèlement la disposition de l'antre chez l'enfant et chez l'adulte.

Situation. — Chez l'enfant avant 2 ans, l'antre est nettement au-dessus du conduit auditif, il descend peu à peu pour se placer derrière la paroi postérieure de celui-ci. Chez l'adulte il est, disent la plupart des auteurs, en regard de la moitié supérieure du conduit, à un demi-centimètre en arrière de lui, au-dessous de la ligne sus-mastoïdienne et de l'épine de Henle. Cette disposition est la plus fréquente, mais elle n'est pas constante. Soit que l'antre s'arrête dans son évolution, soit qu'il se façonne suivant une disposition particulière du rocher, sur beaucoup de rochers d'adultes l'antre se trouve reporté en avant. Il correspond alors à la paroi postéro-supérieure du conduit, mais en avant de l'épine de Henle. De nombreuses pièces nous permettent d'affirmer cette situation antérieure. Enfin, faisant une trépanation mastoïdienne avec notre ami Dujarier, prosecteur, nous fûmes surpris de ne pas trouver en bon lieu l'antre mastoïdien. Sur une couche du rocher, nous pûmes constater que celui-ci, très profondément enfoncé dans le rocher, se trouvait cependant au-dessus du conduit. Son bord inférieur passait par une ligne horizontale menée par l'épine de Henle. L'antre peut donc être en position supérieure chez l'adulte.

Relativement très considérable chez l'enfant, il semble ne pas suivre l'évolution du temporal, car il n'augmente pas de volume à mesure que la mastoïde se développe. Si donc, comme le disent les classiques, les cavités mastoïdiennes se forment par résorption, l'antre fait exception à la règle. Cette règle est très discutable, nous le verrons plus loin

Configuration et rapports. — Il faut décrire à l'antre six parois : antérieure, inférieure, postérieure, supérieure, interne, externe.

Sa paroi antérieure est largement ouverte dans le jeune âge, peu à peu elle se ferme, prend une forme triangulaire et ne communique plus que par un orifice étroit et un canal dirigé obliquement en haut et en avant (l'*aditus ad antrum*) avec la caisse du tym-

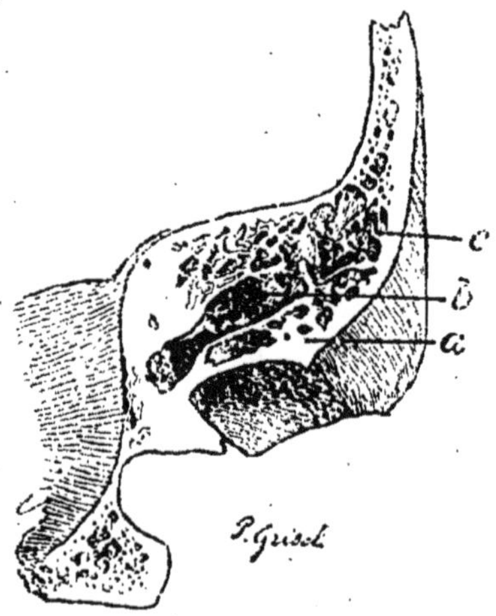

FIG. 13.

a, épine de Henle; — *b*, lame de Schwartze; — *c*, cellule postérieure.

pan. L'orifice de l'aditus se trouve placé non pas au niveau de la partie inférieure mais, au milieu ou même dans la partie supérieure de cette paroi.

Quelquefois cet orifice est si étroit dans sa portion antrale qu'il est impossible de passer chirurgicalement de l'antre dans la caisse et que la trépanation doit se faire de la caisse vers l'antre.

Sa paroi inférieure est oblique de haut en bas et d'avant en arrière ; *chez l'enfant*, elle repose sur un tissu diploïque; *chez l'adulte*, elle est trouée par les nombreux orifices des cellules mastoïdiennes.

Sa paroi postérieure de forme irrégulière est taillée dans le jeune âge dans le tissu diploïque qui la sépare du sinus transverse. Souvent ce tissu diploïque est assez mince pour qu'une simple lamelle sépare le gros tronc veineux et la cavité de l'antre. Un peu plus tard se creusent les cellules mastoïdiennes séparées en deux groupes par la lame osseuse de Schwartze et Eysell. Enfin chez l'adulte, si l'apophyse est pneumatique, les cellules postérieures qui vont jusqu'à la paroi du sinus le séparent de l'antre par une appréciable étendue.

Sa paroi supérieure est mince chez l'enfant, elle est mince aussi chez l'adulte, mais chez ce dernier la suture pétro-squameuse est fermée solidement, sauf dans les cas rares d'absence congénitale, de déhiscence du plafond de la cavité.

Sa paroi interne est en rapport avec les cellules pétreuses qui s'étendent jusqu'à la face postérieure du rocher, en arrière jusqu'à la saillie arrondie, formée par le bloc compact des canaux semi-circulaires en avant.

Enfin sa *paroi externe* est, chez l'enfant en bas âge, d'une minceur extrême ; aussi voyons-nous la perforation spontanée se faire très fréquemment à ce niveau dans les suppurations de l'antre ; chez l'adulte, au contraire, cette paroi est épaisse, la cavité est profonde, séparée des téguments, tantôt par de nombreuses cellules mastoïdiennes, dont l'une plus développée peut être prise pour l'antre, tantôt par un véritable coin de tissu scléreux que le ciseau traverse difficilement. Cette couche osseuse externe est extrêmement variable ; elle peut, ainsi que l'ont vu Broca et Lenoir, dépasser 25 millimètres, mais dans ce cas nous avons toujours trouvé l'antre non plus directement en dedans, mais notablement en avant.

On peut voir quelles modifications considérables subit l'antre, depuis la naissance dans sa situation, dans sa forme, dans ses rapports. Presque tous les auteurs admettent que ces modifications résultent de l'élargissement du crâne par augmentation du volume de l'encéphale.

« Il se produit, dit Millet, un développement complémentaire et certaines portions osseuses, qui primitivement entraient beaucoup plus dans la constitution des parties latérales que dans celle de la base du crâne, viennent prendre une part importante dans la formation de cette base. C'est ce qui se produit au niveau du temporal. »

Ainsi donc abaissement du temporal déterminant la situation de l'antre et du sinus, résorption de la mastoïde amenant la formation des cellules mastoïdiennes : tels seraient les deux phénomènes d'ordre passif admis par les auteurs. Est-ce suffisant pour nous expliquer

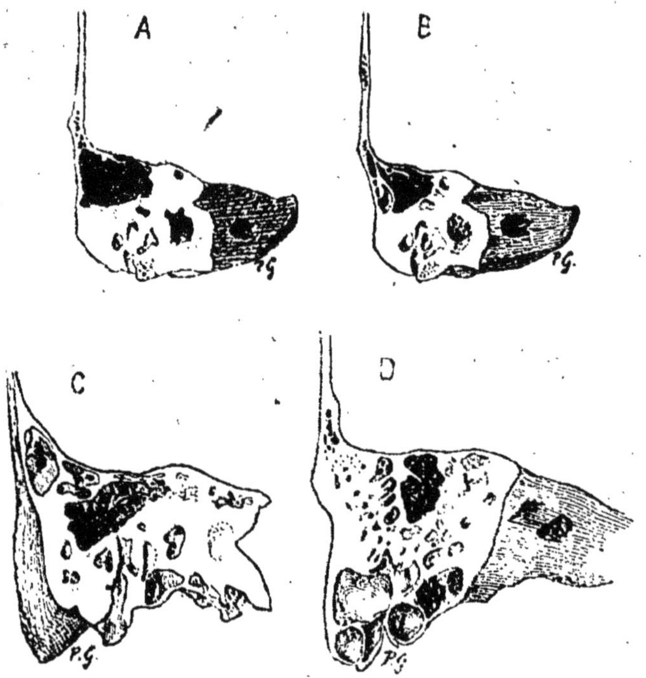

FIG. 14. — Enfoncement progressif de l'antre depuis la naissance jusqu'à l'âge adulte.

A, naissance ; — B, 3 ans ; — C, 10 ans ; — D, âge adulte.

comment la paroi externe de l'antre si mince chez l'enfant pourra devenir si épaisse chez l'adulte, comment sa paroi postérieure lamelleuse donnera naissance à un tissu celluleux appréciable qui séparera l'antre et le sinus, comment enfin, au milieu d'une mastoïde qui se pneumatisera, l'antre, cavité préformée, diminuera plutôt qu'il n'augmentera de volume ?

Il nous semble qu'il faille tenir un compte un peu plus grand de l'activité osseuse propre dans les transformations successives du temporal. L'antre diminue de volume parce qu'il y a depuis la naissance production d'os nouveau. En tous sens cette production s'affirme. Nous l'avons suivie depuis la naissance et nous arrivons à cette conclusion que c'est de chaque côté de la lame osseuse de Schwartze et Eysell que se développent des travées osseuses d'abord minces, dentelées, puis de plus en plus fortes. Le travail de formation se poursuit pendant les premières années de la vie. Il est ordinairement terminé vers 10 ans, souvent plus tôt. Une coupe d'une mastoïde pneumatique montre alors de délicates ciselures qui reproduisent exactement en petit celles qui existent dans les mastoïdes adultes. Ces faibles travées prendront de la force et ne se résorberont pas, comme on le dit communément. Le travail de résorption ne commence que beaucoup plus tard, avec la vieillesse. Nous sera-t-il permis d'établir un parallèle entre ces phénomènes de transformation de la mastoïde et ceux qu'on observe au niveau de l'extrémité supérieure du fémur ?

Aditus. — Ainsi que nous l'avons dit, l'aditus varie considérablement suivant les individus. Le plus communément ce canal est court, il présente une paroi supérieure qui se continue avec celle de l'antre et correspond au cerveau, une paroi interne sur laquelle, de haut en bas, font saillie : 1° le canal semi-circulaire externe enveloppé d'un os dur ; 2° le nerf facial, qui, oblique en bas et en avant, corrige l'angle rentrant qui existe entre les deux parois interne et inférieure pour gagner cette dernière et s'enfoncer dans la mastoïde. L'éperon ainsi formé par le massif du facial est toujours sensible, c'est lui qui, très développé, détermine le rétrécissement de l'aditus, dans sa portion antrale. Il y aurait donc danger à négliger l'obstacle et à vouloir quand même passer de l'antre dans la caisse. Au delà de ce point, l'aditus s'élargit. La paroi interne s'enfonce et va retrouver la paroi postérieure de la caisse. L'orifice du côté de celle-ci est toujours bien ouvert.

Carotide. — L'artère carotide contenue dans la pointe du rocher est d'ordinaire en plein tissu compact et très en avant de la région mastoïdienne. Sa blessure est rare. Cependant nous verrons qu'elle peut s'observer surtout à la suite de la séquestration du massif qui contient l'artère, de la lésion de la paroi antérieure de la caisse, enfin par suite de la présence de nombreuses cellules qui peuvent aller jusqu'à elle.

FACIAL. — Le facial intrapétreux ne nous intéresse que dans sa portion terminale, dite verticale. En réalité, au sortir de la caisse du tympan, le nerf se porte en avant et en bas, puis directement en bas. Placé d'abord à la face interne de l'aditus, au-dessous du canal demi-circulaire transverse, il gagne sa face inférieure et c'est vers le milieu de celle-ci, à égale distance de la face externe et de la face interne, qu'il s'incline directement en bas. A partir de ce moment jusqu'au trou stylo-mastoïdien, il serait vertical pour la plupart des auteurs: en réalité il décrit une légère courbe tantôt en dedans, tantôt en dehors, tantôt en arrière. Le point le plus saillant de cette courbe correspond au milieu de l'apophyse. Durant ce trajet, le facial est contenu dans un canal complet, mince au niveau de la paroi interne et surtout de la paroi inférieure de l'aditus où le protège une simple lamelle osseuse « effrayante de minceur », a pu dire M. Reynier. Cette minceur n'est effrayante que pour les opérateurs qui ne font pas précéder leur ciseau ou leur fraise du protecteur de Stacke qui rend la paroi postéro-inférieure de l'aditus invulnérable. Dans le reste de son trajet, le nerf est protégé par un bloc plus compact. Cependant souvent dans les apophyses pneumatiques nous avons pu le sculpter au milieu des cellules qui l'entouraient et l'apercevoir par transparence sur tout son trajet derrière la mince paroi de son canal.

CANAUX VASCULAIRES. — Un grand nombre de petits pertuis creusés dans l'os amènent le sang artériel dans les cavités de l'apophyse, remportent le sang veineux ou la lymphe. Signalons au niveau de la suture pétro-squameuse de nombreuses artères qui gagnent l'antre par son toit, venues de la méningée moyenne. Nous n'avons pu injecter les veines qui accompagnent ces artères. Quelques rares branches venues de la stylo-mastoïdienne perforent le canal du facial pour aller aux cellules périphériques. Mais les artères les plus importantes de la mastoïde lui viennent de l'auriculaire soit au niveau de la face externe de l'apophyse, soit au niveau de la gouttière sinusienne où un rameau important passant par le trou mastoïdien vient fournir un grand nombre de filets dure-mériens, sinusiens et mastoïdiens et s'anastomoser enfin avec la terminaison de la branche postérieure de la méningée moyenne.

Les veines mastoïdiennes vont pour la plupart au sinus latéral. Elles forment deux groupes : l'un supérieur, l'autre inférieur, séparés par un intervalle d'un centimètre environ et qui viennent se jeter dans le sinus au niveau de la saillie que celui-ci fait vers la partie moyenne de l'apophyse. Nous avons pu étudier ces veines par des coupes vertico-transversales de l'os décalcifié après injection des veines de la tête à la cire.

Quant aux lymphatiques, malgré des tentatives multiples pour

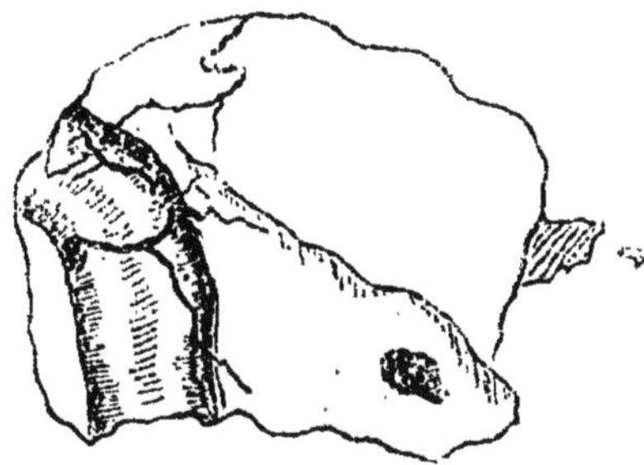

Fig. 15. — Artères de la gouttière sinusienne chez l'enfant.

arriver à injecter au mercure ou par la méthode de Gérota la muqueuse de l'antre et des cellules, nous ne sommes arrivés à aucun résultat. Mais l'anatomie pathologique, et en particulier l'étude des phlébites du sinus précédées de périphlébites, nous amène à conclure comme M. Poirier : « Les vaisseaux lymphatiques existent partout où se trouve un système sanguin canaliculé. Nul doute que ces vaisseaux, dont l'anatomie générale ne permet pas de nier l'existence, ne jouent ici, comme partout ailleurs, le rôle principal dans les infections... »

Rapports intracraniens.

Ayant ainsi vu rapidement la mastoïde et ses rapports exocraniens, il nous faut maintenant dire quelques mots de ses rapports intracraniens. D'une façon générale, l'apophyse répond par sa base au cerveau, par sa face postéro-interne au cervelet et au sinus latéral.

Cerveau. — La mastoïde contribue à former le plancher de l'étage moyen du crâne au niveau de la 3e temporale. Il importe de signaler : 1° que ces rapports ne peuvent être précisés puisque le rocher peut être plus ou moins incliné en avant : 2° qu'ils seront modifiés depuis

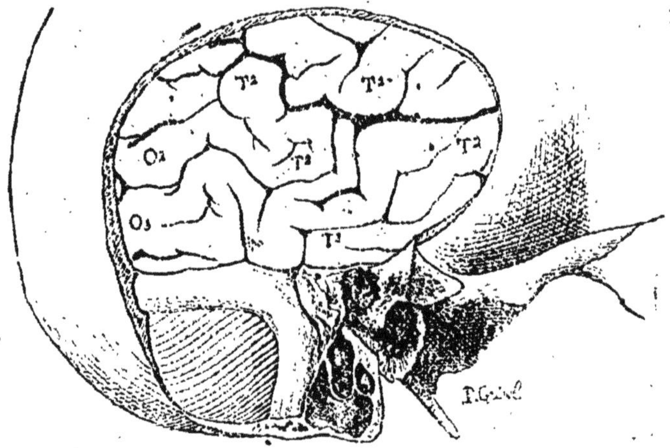

Fig. 16. — Rapports de l'antre et des cellules postérieures chez l'adulte.

l'enfance jusqu'à l'âge adulte : l'antre chez l'enfant est externe et répond à l'angle qui sépare les circonvolutions de la face externe des circonvolutions de la face inférieure du cerveau. Chez l'adulte, beaucoup plus profond, il est placé complètement sous la face inférieure du cerveau.

Sinus. *Situation.* — On a beaucoup discuté sur la position exacte du sinus par rapport à la mastoïde alors que l'on considérait l'ouverture de ce gros canal veineux comme une complication redoutable. Il semble prouvé maintenant que cet accident est relativement bénin. Bien plus, nous verrons que le chirurgien devra souvent de parti pris faire l'exploration de ce vaisseau. Faut-il rappeler que, pour le professeur Tillaux, le sinus latéral répond au bord antérieur, que pour

M. Poirier, il répond au tiers moyen ; que pour M. Ricard, il répond à la moitié postérieure de l'apophyse. Nous avons fait plus de 50 coupes horizontales et, dans l'immense majorité des cas, nous avons trouvé le sinus en position moyenne, ainsi que le dit M. Poirier. Ce fait a son importance par suite d'une disposition signalée par M. Broca. Il a bien vu en effet que presque toujours le sinus descendait à la face cranienne du rocher en dedans d'une portion de l'os où « il est de règle qu'il n'y ait pas de cellules, mais une lame diploïque entre deux lames compactes, comme dans le reste de la voûte du crâne ». Ainsi donc, toute la partie postérieure de la mastoïde, en regard et en arrière du sinus, est une lame mince, écailleuse. Le fait a une grande importance au point de vue des interventions. Nous y reviendrons.

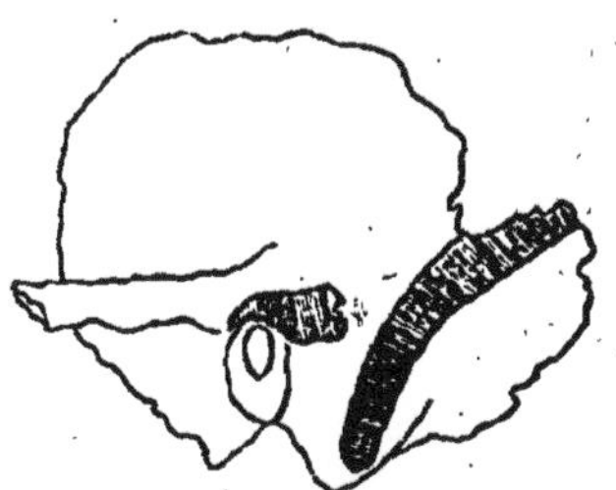

FIG. 17. — Sinus et antre d'après Chipault.

Le sinus peut être cependant en position antérieure, nous en apportons plusieurs dessins. Dans ce cas, placé très près du bord postérieur du conduit, il est en plein champ opératoire. Dans une de nos pièces, figure 18, une coupe vertico-transversale passant immédiatement en arrière de l'épine de Henle sectionnait directement le sinus qui n'était séparé de l'extérieur que par une paroi de 2 millimètres à peine. L'examen de ces pièces montre que, contrairement à l'opinion de M. Broca, l'antre n'est pas dans ces cas toujours interposé entre le point de trépanation et le sinus. Il est reporté beaucoup plus en avant et en dedans.

Comme l'a très bien vu Politzer, lorsque le sinus est ainsi projeté en avant, il se creuse pour ainsi dire une loge dans la partie la plus externe et postérieure du rocher qui forme en dedans de sa paroi interne une arête saillante. Nous n'avons trouvé le sinus en position antérieure que dans des rochers scléreux.

Trajet. — A partir de la mastoïde, le sinus latéral est descendant, mais sa direction est loin d'être stable. Tantôt il est vertical, tantôt, et c'est le cas le plus fréquent, il descend obliquement en bas, en avant et en dedans. Puis, arrivé à la partie inférieure du rocher il décrit une courbe à concavité externe pour gagner le trou déchiré postérieur où il s'abouche dans le golfe de la jugulaire.

Sa portion mastoïdienne nous offre une particularité intéressante : vers le milieu de la mastoïde, le sinus semble s'enfoncer dans l'os

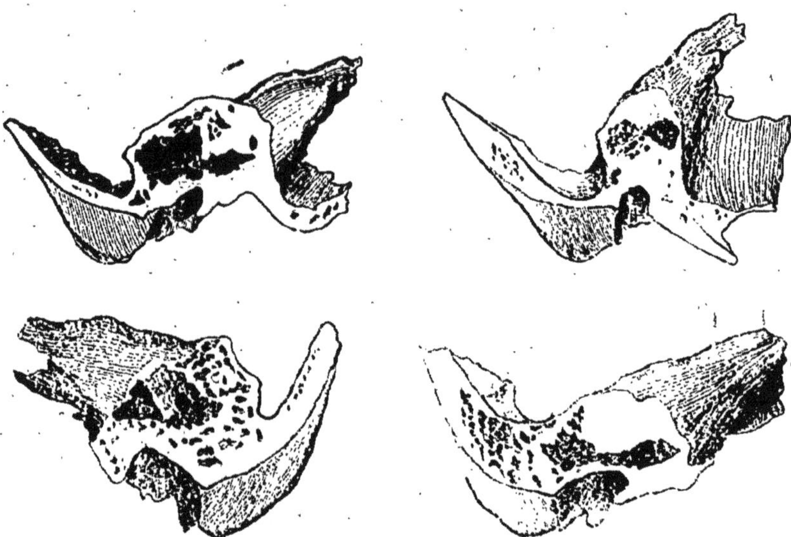

Fig. 18.

en déprimant sa paroi postérieure d'arrière en avant. Il en résulte que le sinus fait là un coude à convexité antérieure et qu'il se rapproche notablement du bord antérieur de l'apophyse.

Forme. Calibre. Adhérence. — La forme et le calibre n'ont pas pour nous grosse importance. Arrondi le plus souvent dans sa portion descendante, le sinus est plus développé à droite qu'à gauche. Dans sa thèse récente, Luys déclare que « toute la portion verticale du sinus latéral est impossible à détacher de l'os et que l'adhérence a lieu par tout le pourtour de la face externe ». C'est là un fait que nous n'avons jamais observé. Il nous a toujours été très facile, au cours de nos trépanations sur le cadavre, de séparer la paroi du vaisseau de sa gaine osseuse et jamais nous n'avons déchiré la dure-mère. L'adhérence existe bien, mais en un point où elle n'est nullement gênante, c'est à la partie supérieure de la région, au niveau du coude. Encore est-elle ordinairement faible.

Affluents. — Outre les veines mastoïdiennes dont nous avons parlé et qui viennent se jeter dans le sinus au niveau de la portion qui s'enfonce dans la mastoïde limitant sur la gouttière sinusienne dans sa partie antérieure une zone percée de nombreux trous vasculaires et qui se séquestre dans les longues suppurations mastoïdiennes (nous en rapportons plusieurs exemples), non pas forcément à la suite de la phlébite des petites veines de la mastoïde, mais surtout après périphlébite d'origine lymphatique, le sinus reçoit encore dans la région qui nous occupe les veines cérébelleuses latérales. Nous représentons ces veines telles que nous avons pu les injecter ; on les voit se réunir sur le bord supérieur et externe du cervelet en un tronc qui pénètre entre les deux feuillets de la tente du cervelet un bon centimètre avant d'arriver au sinus. Cette veine vient se jeter dans la partie postérieure du vaisseau. Il nous semble hors de doute que les abcès à distance se produisent par cette voie, l'infection se propageant par voie veineuse ou périveineuse.

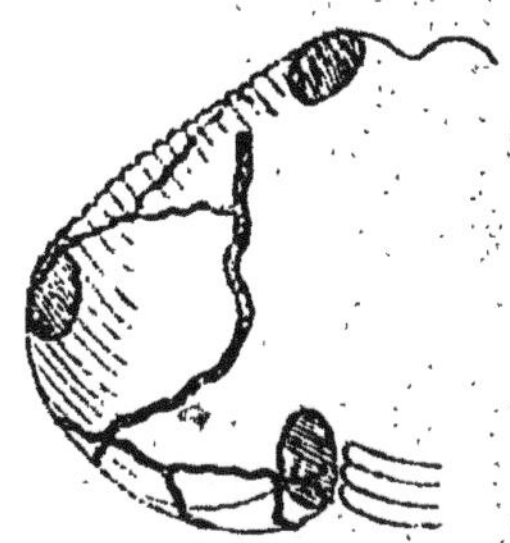

Fig. 19. — Veines du cervelet avec le siège des abcès antéro-internes, antéro-externes, postérieurs (d'après Picqué-Mauclaire).

Cervelet. — Le sinus occupant d'ordinaire la partie moyenne de l'apophyse, le cervelet répond directement au rocher en avant de lui, à la lame mince postérieure de la mastoïde que nous avons indiquée en arrière de lui. On pourra donc l'aborder très largement en arrière toujours, en avant lorsque la mastoïde n'est pas formée de tissu compact.

Jugulaire. — Le golfe de la jugulaire est en rapport, disent les classiques, avec la paroi inférieure de la caisse du tympan. Cela est vrai dans de nombreux cas. Mais bien souvent ce vaisseau se creuse à la face inférieure du rocher une niche qui remonte assez haut pour s'appliquer sur la paroi postéro-interne de l'oreille moyenne. Enfin, dans un cas, nous avons constaté avec Dujarier la présence d'un énorme cul-de-sac jugulaire qui remontait verticalement, séparé de la paroi postérieure de la caisse par une lamelle très mince pour venir par son dôme se mettre en rapport avec la partie tout inférieure de l'antre. Ces constatations seront un appoint aux partisans de la théorie de la phlébite isolée de la jugulaire.

Coupes horizontales en série. — Ces pures constatations anatomiques nous permettront d'établir les rapports des différents organes que nous avons envisagés et d'en déduire par conséquent un mode opératoire bien réglé. Loin de nous cependant la pensée de refaire la trépanation mastoïdienne si bien établie par les publications de notre maître, M. Broca. Quelques points particuliers seulement nous arrêteront. C'est par l'étude de coupes faites de centimètre en centimètre que nous avons établi ces rapports.

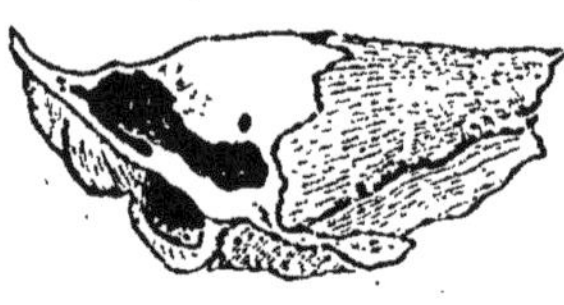

Fig. 20.

1° *Enfant.* — Sur la mastoïde d'un enfant de 2 ans, une première coupe passant exactement au-dessus du bord supérieur du conduit nous montre que l'antre très considérable se trouve déjà en position postérieure mais haut placé, car la coupe l'a sectionné à l'union de ses deux tiers supérieurs et de son tiers inférieur. En dehors de lui, la paroi externe commence à s'épaissir et quelques rares cellules existent déjà. En arrière de lui, une lamelle très mince le sépare du sinus qui est sur le même plan que lui. En avant l'aditus présente la saillie du canal semi-circulaire et du facial, il est large. Enfin, en dedans un bloc compact limite antre, aditus, caisse. Une seconde coupe à 1 centimètre plus bas ne présente plus que trois cavités : oreille moyenne en avant, golfe de la jugulaire en dedans, sinus en arrière. Un tissu dense sépare les trois organes. Cependant toute la partie externe présente quelques orifices cellulaires très petits.

2° *Adulte. Apophyse scléreuse.* — Une coupe horizontale faite par l'épine de Henle passe par l'antre, l'aditus, la caisse, le sinus

L'antre s'est enfoncé dans la mastoïde. Une corticale épaisse le sépare de l'extérieur. Une pointe dirigée de dehors en dedans, en arrière de l'épine de Henle, ne l'atteindrait que dans sa partie toute postérieure ; il est donc légèrement rejeté en avant. Cette disposition est des plus fréquentes dans les apophyses scléreuses. Le sinus, en position moyenne, est séparé de l'antre par un demi-centimètre de tissu très dur. Le bord postérieur du conduit se trouve à plus de 2 centimètres du sinus.

A un centimètre plus bas, l'antre a disparu. Un bloc compact sépare le conduit et le sinus, mais celui-ci s'est notablement rapproché et ne se trouve pas à plus d'un centimètre et demi du conduit.

Enfin, une dernière coupe montre la fuite du sinus en dedans, le dôme jugulaire et dans l'angle, entre ces deux vaisseaux, à un demi-centimètre de chacun d'eux, le facial qui gagne le trou stylo-mastoïdien.

Apophyse pneumatique. — Une coupe passant par l'épine de Henle montre que toute la mastoïde est formée de cellules. Un seul bloc de tissu compact les limite en arrière et en dedans : c'est celui de l'oreille interne. Le sinus très loin en arrière est séparé du conduit par 3 centimètres. L'antre est entouré de cellules de tous côtés. Il est à 2 centimètres de la face externe de l'apophyse.

A un centimètre plus bas, le sinus s'est rapproché du bord postérieur du conduit. Il n'en est plus qu'à un centimètre et demi. La coupe passant au-dessous de l'oreille interne, une nappe continue de cellules va du sinus en arrière, au conduit en avant, de la face externe de l'apophyse en dehors à la carotide en dedans. Le facial complètement entouré de cellules est à un centimètre du sinus. Enfin une dernière coupe montre d'énormes cellules de la pointe séparées du sinus devenu presque horizontal par une paroi très mince. La jugulaire ici ne fait pas de saillie appréciable dans le rocher.

Trois points nous paraissent intéressants à retenir au *point de vue opératoire* :

1° Le sinus se rapproche du bord antérieur de l'apophyse vers la partie moyenne de celle-ci : il en résulte que, lorsque l'on trépane une apophyse pneumatique, après évidement complet de la mastoïde, on aura créé une cavité, non pas en forme de cône à sommet inférieur, mais une cavité en forme de sablier dont le point retréci correspond au renflement sinusien en arrière, au canal du nerf facial en avant : les deux organes peuvent être extrêmement rapprochés. Il en résulte que le chirurgien devra connaître cette disposition s'il veut éviter l'ouverture du sinus ou la section du nerf.

2° Les cellules dans les apophyses pneumatiques, à part la région supérieure du rocher où se trouve le bloc compact du rocher, vont en avant jusqu'à la carotide, en arrière suivent toute la face postérieure de l'os. On pourra donc en dedans du sinus évider largement la mastoïde et arriver sur le cervelet tout près de la ligne médiane. Or, la voie mastoïdienne est la seule qui permette cette exploration complète de la loge cérébelleuse en avant.

3° Le sinus étant facile à séparer de l'os, sa découverte sur une large étendue sera toujours possible et celle-ci permettra l'exploration secondaire du cervelet en dedans, ainsi que nous venons de le dire, en dehors et en arrière après ablation de l'écaille mastoïdienne que l'on peut pousser aussi loin qu'il est nécessaire.

ANATOMIE PATHOLOGIQUE

Ainsi que le dit M. le professeur Tillaux dans son *Anatomie topographique*, dans presque toutes les otites aiguës le canal de l'antre, l'antre et les cellules mastoïdiennes se prennent successivement. Or, nous venons de voir que, sans avoir besoin d'accorder aux microorganismes une virulence spéciale qui entraîne la chronicité des lésions, la simple disposition anatomique des cavités de l'oreille explique une rétention des produits de la suppuration suffisante pour déterminer une lésion secondaire de l'os. Est-ce à dire que celui-ci ne puisse pas être pris dans les otites aiguës ? Ce serait là une idée absolument fausse. Il existe de nombreux cas de carie aiguë du temporal et, du reste, chez l'enfant, la perforation spontanée de la paroi externe de l'antre se voit aussi bien dans les cas aigus que dans les cas chroniques. Mais ce qu'il faut bien mettre en lumière, c'est que cette lésion osseuse, qu'elle soit primitive ou secondaire, sera la cause de tous les accidents lointains mastoïdiens ou extramastoïdiens, qu'elle ne guérit presque jamais seule, et qu'une intervention complète, s'attaquant directement à l'os malade, peut seule entraîner la guérison.

Lésion osseuse. — Voyons donc comment se produit cette lésion de l'os et ce qu'elle est. Ferreri, en 1893, a vu au microscope qu'après l'ulcération de la muqueuse des cavités de l'oreille, les couches superficielles de l'os se nécrosent et s'exfolient : une infiltration de petites cellules envahit les parties nécrosées et s'avance dans la profondeur en suivant les tissus périvasculaires. Autour des vaisseaux, des granulations jeunes envahissent les lames osseuses environnantes et y déterminent les mêmes altérations que dans les couches superficielles de l'os. Dans les cas plus avancés, on note une nécrose étendue des trabécules osseuses et, autour, un tissu granuleux dans lequel on distingue, sur les coupes traitées par les couleurs d'aniline, des accumulations de microorganismes.

Nous retiendrons de cet examen que l'infection se propage de la muqueuse à l'os par les gaines conjonctives (ou lymphatiques) périvasculaires, et aussi que l'infection osseuse se manifeste par la nécrose de lamelles contiguës. Qu'au lieu de ce processus de nécrose microscopique qui constitue la carie nous ayons la nécrose en masse d'un bloc osseux plus ou moins considérable, nous verrions se former un séquestre. Séquestration et carie ne sont donc que deux évolutions un peu différentes du même processus. Les intermédiaires abondent du reste. Dans le pus que ramène la curette d'une apophyse cariée, on trouve de la poussière osseuse et presque toujours le séquestre est libre dans une grande cavité produite par la carie des parties avoisinantes. L'étude faite par Ferreri nous explique aussi comment pourra se limiter la lésion. La portion de l'os atteinte de nécrose se séparera de l'os sain, qui sera lui-même le siège d'une réaction de voisinage amenant d'ordinaire, soit une hyperostose partielle ou totale, soit une éburnation de l'os. Est-ce à dire que cette hyperostose ou cette éburnation soit un processus de guérison? Il serait absolument faux d'envisager ainsi les choses, et Lemcke, tout récemment, s'est élevé contre cette idée. « Les auteurs qui considèrent l'hyperostose du rocher comme une défense de l'organisme contre l'infection envahissante se trompent étrangement, dit-il. L'hyperostose est une *complication* et une complication très grave. » Cette hyperostose, cette éburnation sont en effet rarement localisées. Obturant l'antre, les cellules mastoïdiennes, le conduit, condensant la corticale externe de l'apophyse, elles entraînent fatalement une impossibilité pour le pus de s'échapper au dehors, et celui-ci, lentement, progressivement ou, au contraire, avec une rapidité foudroyante, ira déterminer du côté de l'encéphale les complications graves dont nous parlerons tout à l'heure.

Bien souvent, nous n'avons pu constater trace de carie osseuse; le processus d'hyperostose ou d'éburnation a suivi directement l'infection de la muqueuse. Il n'en est pas moins vrai que ces cas relèvent comme les autres de l'intervention chirurgicale puisque l'abstention entraîne les plus fâcheuses conséquences. M. Duplay l'a déclaré, Levêque dans sa thèse, tout en ayant le tort d'attacher une grande importance au traumatisme et de ne pas rechercher assez les antécédents auriculaires de ses malades, conclut qu'il faut intervenir rapidement. Dans 7 de nos observations on peut trouver une éburnation apophysaire complète. Dans l'observation LXXXI présentée à la *Société de chirurgie* par M. Broca, cette éburnation de la corticale externe entraîna la production d'un abcès extra-dural et d'un abcès cérébral.

Pus. — Dans l'os ainsi gravement atteint, on constate la présence soit d'un pus grumeleux semblable au pus tuberculeux, soit d'une suppuration noirâtre et fétide, soit de fongosités grises saignant facilement et qui simulent absolument la membrane interne des abcès froids, des tuberculomes. C'est cette similitude d'aspect qui nous a conduit à rechercher si ces produits étaient vraiment tuberculeux.

Il n'est pas rare de trouver aussi, surtout dans la caisse, des polypes souvent très volumineux et aussi de ces masses caséeuses qui portent le nom de cholestéatomes.

Cholestéatomes. — On sait que ces masses plus ou moins volumineuses, blanches, nacrées sont formées par l'agglomération en couches concentriques de cellules plates, cornées. Au milieu de ces cellules existent des cristaux de cholestérine et des microbes divers. Bézold y a signalé la présence du bacille de Koch. Trois théories ont été proposées pour expliquer la production du cholestéatome.

Pour Virchow, Kühn et Mikulicz, le cholestéatome est une néoformation hétérogène, probablement congénitale, provenant de quelques éléments épidermiques restés inclus dans la première fente branchiale enflammée.

Pour Trœltsch, Wendl, il s'agit des produits de desquamation de la muqueuse enflammée de l'oreille moyenne, retenus dans les cavités temporales.

Pour Habermann enfin, il se produit, sous l'influence de l'otite moyenne chronique, une hyperplasie épithéliale de la peau s'il existe une fistule mastoïdienne, de l'épiderme du conduit s'il existe une simple perforation du tympan. L'envahissement des cavités de l'oreille par le réseau de Malpighi et les couches épidermiques s'accompagne de formation de cholestéatomes, simples produits de desquamation cutanée.

En réalité : il semble bien exister deux faits totalement différents, c'est l'opinion de Luc, c'est aussi la nôtre.

Il existe de véritables tumeurs cholestéatomateuses sans suppuration de l'oreille, comme le veut Virchow. Kühn, de Strasbourg, en apporte des observations. Boginski montre que cette tumeur a une enveloppe, qu'elle est envahissante, détruisant l'os par raréfaction osseuse de proche en proche et évoluant soit vers la peau, soit vers l'encéphale.

Mais à côté de ces tumeurs, on trouve, comme le disent Trœtsch, Habermann, Schwartze, Bézold, Broca, à la suite des otites chroniques des masses cholestéatomateuses, produits de suppuration ou de desquamation, s'accompagnant ordinairement de destruction étendue du temporal, mais sans séquestration de cet os. Ces masses semblent bien se produire par rétention. Nous avons constaté 12 fois leur présence. Dans 3 observations seulement il y avait une fistule mastoïdienne. M. Broca à la *Société de chirurgie* en 1897, à propos d'un cas de Braquehaye, insiste sur la gravité des otites compliquées de cholestéatomes. Cela est vrai surtout parce que ceux-ci sont l'indice d'une ancienne suppuration avec peu de tendance à l'évolution du pus vers les téguments. Sur 12 cas nous n'avons à enregistrer qu'une mort par phlébite du sinus (observation LXXVIII).

Localisations inflammatoires du temporal. — En 1866, M. Brouardel, apportant à la *Société anatomique* une observation très intéressante de mastoïdite, conclut de la façon suivante : « Quels sont les points du rocher le plus fréquemment atteints ? Bien que nous ayons dépouillé un grand nombre d'observations pour établir ce fait intéressant d'anatomie pathologique, nous ne sommes pas arrivés à des résultats bien incontestables. Le vague avec lequel ces lésions sont généralement indiquées ne permet pas une précision bien grande. »

Depuis, cette question a intéressé plusieurs chirurgiens, mais il faut ajouter que leurs recherches n'ont pas été bien concluantes, puisque M. Lubet-Barbon écrit récemment : « Il y a lieu de dire qu'au point de vue pathologique il y a un certain rapport de continuité avec les divisions anatomiques primitives. L'os temporal qui, sauf exception, est un chez l'adulte, peut voir chacune de ses parties réagir pathologiquement indépendamment des autres. Hâtons-nous de dire qu'anatomiquement, comme pathologiquement, cette division est l'exception. »

Nous avons pensé cependant qu'il était nécessaire de voir comment peut évoluer la lésion osseuse primitive, quelle est sa localisation, et nous sommes arrivés à des résultats assez satisfaisants. Il est presque impossible dans une apophyse cariée et remplie de pus de limiter d'une façon précise cette lésion. C'est seulement par l'étude des séquestres et des cas où nous avons eu la chance de voir la séquestration en train de se produire, que nous avons pu faire consciencieusement cette localisation.

Or, il est naturel de penser que, puisque la suppuration primitive vient de l'antre, de l'aditus et de la caisse, qu'elle cherche à évoluer au dehors, elle aura tendance à détruire l'os dans ses parties rendues moins résistantes, soit par leur faible épaisseur, soit par la richesse de leur vascularisation, soit enfin par leur situation en plein foyer de suppuration.

C'est dire que la propagation de l'infection se fera, soit par contiguïté, par lente destruction du tissu osseux, soit par envahissement des gaines conjonctives périvasculaires qui traversent le rocher dans des canaux nombreux, soit enfin par phlébite des petites veines contenues dans le rocher et dont l'importance est si grande dans les cas d'infection du sinus.

Séquestres. — Prenant successivement la caisse du tympan, l'aditus, l'antre, sièges d'une suppuration chronique, nous allons voir sur quelles portions de l'os pourra se localiser le processus de destruction.

Sur 32 cas de séquestres nous avons trouvé :

1° Au niveau de la caisse :

1 séquestre de la paroi interne ;
1 séquestre de la paroi inférieure ;
1 séquestre du mur de la logette.

2° Au niveau de l'aditus :

3 séquestres de la paroi inférieure, au voisinage du massif du facial ;

6 séquestres occupant à la fois la face externe de l'aditus et la face externe de l'antre ;

1 séquestre occupant le bord postérieur du conduit au-dessous de l'aditus, en dehors du massif du facial.

3° Au niveau de l'antre et de la mastoïde :

14 séquestres formés par la paroi externe de l'antre ou la base de la mastoïde ;

3 séquestres de l'écaille qui fut éliminée au-dessus de l'antre,

1 séquestre de l'extrémité inférieure de l'apophyse ;

1 séquestre de la mastoïde presque tout entière ;

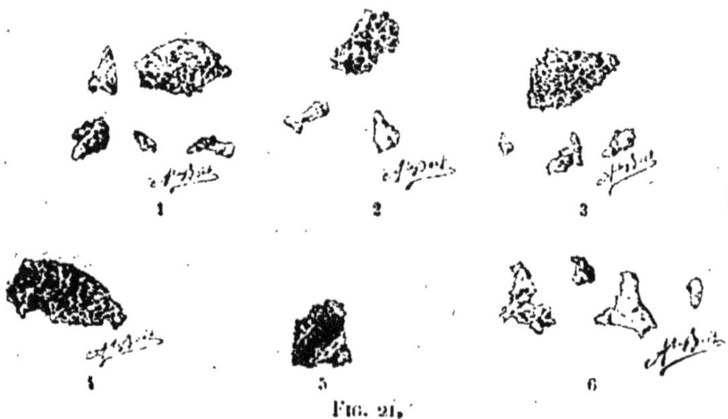

Fig. 21.

1 séquestre de la paroi interne de l'antre au niveau du canal semi-circulaire externe,

2 séquestres occupant la gouttière du sinus transverse ;

Enfin une fois le rocher tout entier était envahi.

On trouve dans la littérature allemande de très nombreux cas de séquestres du limaçon en totalité ou en partie. Une seule fois nous avons pu constater sur un séquestre de la paroi interne de l'antre a présence d'une gouttière répondant très probablement au canal semi-circulaire. Ajoutons que le malade ne présenta aucun symptôme d'une lésion labyrinthique (fig. 21, n°5).

De même, on trouve rapportés dans la thèse de Monscourt plusieurs cas de carie de la paroi antérieure de la caisse avec ulcération de la carotide interne. Gruber en 1898 extirpa un séquestre de tout le massif carotidien et mit à nu l'artère. Il fit la ligature de la carotide primitive.

Enfin, les auteurs qui se sont occupés de l'otite chronique chez les adultes ont observé souvent la carie ou la séquestration du toit de l'antre au niveau de la fosse cérébrale. Celle-ci est relativement rare chez l'enfant.

De ces faits il résulte que la séquestration se fait le plus souvent au niveau de la paroi externe de l'antre, que c'est une véritable trépanation spontanée malheureusement insuffisante à l'élimination

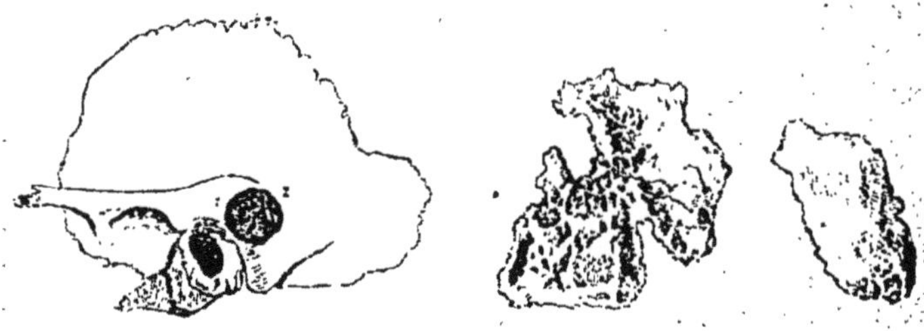

Fig. 22. Fig. 23.

des parties nécrosées et, par conséquent, ne pouvant amener la guérison (fig. 7). Quelquefois même toute la table externe de l'os depuis l'antre jusqu'à la caisse forme un séquestre qui, enlevé, réalise une véritable opération radicale qu'il suffit de compléter. C'est dans ces mastoïdites à évolution externe que s'observe l'abcès mastoïdien souvent à répétition et la fistule mastoïdienne siégeant d'ordinaire un peu en arrière du sillon rétro-auriculaire, quelquefois dans ce sillon lui-même, quelquefois beaucoup plus bas du côté de la pointe de l'apophyse, quelquefois enfin, surtout chez l'adulte, dans ce conduit lui-même (Hamon du Fougeray), le pus venant se faire jour en perforant les parois des cellules limitrophes du conduit.

Malheureusement cette évolution du côté de l'extérieur, évolution naturelle, ne se produit pas toujours.

La suppuration peut, suivant les cellules pétreuses inférieures, détruire le sommet de l'apophyse et déterminer une mastoïdite de

Bezold (fig. 23). Il peut surtout, s'il trouve une corticale externe éburnée, épaisse, gagner la corticale interne, soit du côté de la fosse cérébrale, soit du côté de la fosse cérébelleuse, déterminant un abcès sous-dural, une méningite localisée ou généralisée, un abcès cérébral ou cérébelleux, une phlébite du sinus ou de la veine mastoïdienne.

Dans l'intérieur même de la mastoïde, le pus s'attaquant au nerf facial peut déterminer une paralysie passagère ou définitive.

Paralysie faciale. — La paralysie faciale est moins fréquente qu'on ne pourrait le croire. Sur 82 cas, nous n'avons à noter que deux paralysies définitives et quatre paralysies passagères, indépendamment des lésions post-opératoires. C'est qu'en effet le nerf facial est presque sur tout son trajet, à partir de l'oreille moyenne, très bien protégé. Au niveau de la caisse il est dans une gouttière profonde, dans la mastoïde il occupe un bloc osseux souvent résistant et qui possède par l'artère stylo-mastoïdienne une vascularisation ndépendante; il n'est véritablement exposé qu'au-dessous du plancher de l'aditus où il décrit son dernier coude. C'est là qu'il peut être lésé soit par destruction de ses fibres par la suppuration (ce qui est rare), soit par la compression qu'exercent sur lui dans son canal le pus ou un séquestre de l'aditus ou du canal facial lui-même.

La lésion du nerf au niveau de l'oreille interne est fréquente, puisque Daleine a pu réunir 22 cas de paralysie faciale sur 29 cas de lésions du labyrinthe et des canaux semi-circulaires. Nous n'en avons aucune observation.

Nous rapportons (LVI) une observation très rare, qu'a bien voulu nous donner M. Gérard-Marchant, de contracture du nerf facial à la suite d'irritation causée par un petit séquestre mastoïdien : la photographie du malade faite avant l'opération montre quelle était l'intensité des symptômes. Il est regrettable qu'elle n'ait pu être faite de nouveau après l'intervention.

Abcès sous-dural. — La collection purulente entre le rocher et la dure-mère peut s'observer sans qu'il y ait communication directe entre le foyer de suppuration et l'espace sous-dural.

D'après une statistique de P. Koch sur les suppurations de la loge cérébelleuse, il y avait 52 fois nécrose du rocher, dans 29 cas cette nécrose n'existait pas.

Dans notre observation LXXXI, l'os était éburné et c'est par la voie vasculaire ou péri-vasculaire que se fit l'infection ; mais dans nos autres cas il existait soit une carie de la partie postérieure de la mastoïde et un petit pertuis conduisant dans la gouttière du sinus latéral (obs. LXXVII), soit une friabilité particulière de l'os à ce niveau.

Ajoutons qu'il peut y avoir nécrose de la gouttière du sinus, (LXXXVIII) sans abcès sous-dural et sans phlébite.

D'une façon générale, l'abcès extra-dural est plus fréquent dans l'étage postérieur du crâne que dans l'étage moyen, ainsi que le constatent Picqué et Mauclaire.

Dans la gouttière du sinus, c'est au niveau du coude que celui-ci fait vers la partie moyenne de la mastoïde que ces abcès ont surtout tendance à se produire. La dure-mère à leur contact s'épaissit, devient tomenteuse, quelquefois se perfore et dans ce cas crée l'infection secondaire du sinus, de l'encéphale, ou détermine une méningite généralisée.

Phlébite des sinus et de la veine mastoïdienne. — Tous les sinus craniens peuvent être pris au cours des otites chroniques.

Paul Koch a noté dans 52 cas de nécrose du rocher :

23 fois la thrombose primitive du sinus latéral,
3 — — — pétreux supérieur,
1 — — — — inférieur.

De ce point de départ, ordinairement au niveau du sinus latéral, l'inflammation peut gagner soit la jugulaire, soit le sinus latéral dans sa portion horizontale. Elle est susceptible de se répandre dans tous les autres sinus.

Le plus souvent il y a, dans les cas de phlébite du sinus latéral, une nécrose étendue de la gouttière sigmoïde. Nous représentons un cas de cette nécrose (fig. 9). La phlébite du sinus pétreux supérieur est plus rare parce que la carie de l'arête saillante formée par le bord supérieur du rocher se voit très peu fréquemment et qu'il n'existe pas de connexion vasculaire importante entre ce sinus et la mastoïde. Le processus de carie ou de nécrose traverse toute la mastoïde de l'oreille moyenne à la gouttière sigmoïde en respectant ce pilier dur et résistant. Aussi est-ce plus souvent par une inflammation secondaire propagée du sinus latéral que ce sinus est envahi. Notre observation n° LXXVII est un exemple de ce fait.

Enfin Gradenigo a insisté sur la possibilité d'une thrombose isolée du bulbe supérieur de la jugulaire, ordinairement par propagation d'une inflammation venue par le plancher de la caisse du tympan. L'importance de cette constatation est considérable, puisque dans ces cas le sinus ne sera pas thrombosé et sera déclaré sain au cours de l'intervention.

Comme le fait remarquer Mignon, presque toujours un petit abcès sous-dural sépare la paroi externe du sinus du foyer d'ostéite. Mais cet auteur conclut que cet abcès ne doit pas être la cause de l'inflammation sinusienne et que les deux lésions doivent être simultanées. « Les veinules qui traversent le rocher ou la mastoïde doivent souvent servir de voies de transport aux germes septiques jusqu'à la paroi interne du sinus. »

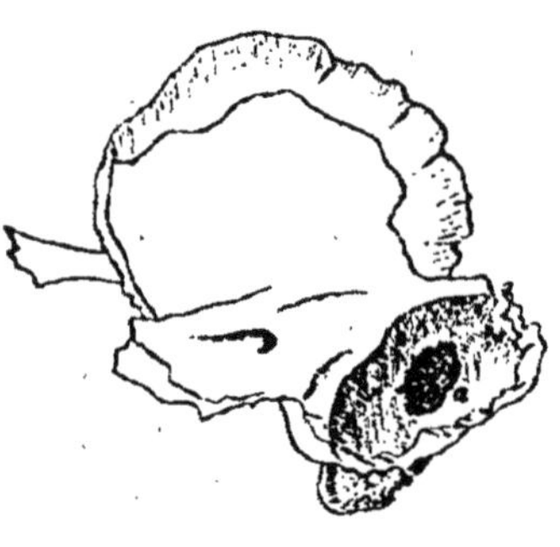

Fig. 24.

Il nous paraît nécessaire de discuter cette pathogénie de la lésion sinusienne, d'autant plus que c'est l'anatomie pathologique qui peut nous amener à une conclusion rationnelle. Nous rapportons 3 cas de phlébite du sinus. Dans l'un les accidents entraînèrent la mort rapide, et l'autopsie montra un gros caillot purulent dans le sinus latéral « dont la paroi elle-même, un peu rugueuse en dedans, au niveau du rocher, n'était ni épaissie, ni perforée ». Dans les deux autres cas, il existait un petit abcès extra-dural probablement de date ancienne. L'un deux, en particulier, n'offrait plus dans sa cavité qu'un magma fibrineux. Dans le deuxième cas, la paroi sinusienne était épaissie notablement au niveau du rocher jusqu'à la jugulaire. Cette paroi était même perforée en un point, faisant ainsi communiquer l'abcès intra-sinusien avec l'abcès sous-dural.

Dans le dernier cas enfin, en un point très limité de la gouttière sigmoïde, le sinus offrait un petit caillot adhérent à la paroi antérieure épaissie et dure, mais n'obturant pas la cavité et correspondant à une phlébite pariétale localisée.

N'existe-t-il pas entre le premier fait et les deux autres des différences fondamentales ? Dans l'un, réaction simple de la tunique interne du sinus ; dans les autres, épaississement de toute la paroi du vaisseau, avec périphlébite et caillot seulement au point frappé par cette phlébite pariétale. Cette division a une importance parce qu'elle nous permettra peut-être de dire qu'il y a deux formes de phlébite du sinus : l'une probablement d'origine veineuse est consécutive à la phlébite des petites veines du rocher, et l'infection sinusienne est directe ; l'autre, probablement d'origine exoveineuse, est due à la périphlébite primitive, à l'abcès extradural dont le voisinage détermine peu à peu la lésion de la paroi du sinus de dehors en dedans. Nous verrons qu'au point de vue des symptômes ces deux formes sont bien différentes.

A côté de la thrombo-phlébite du sinus, de nombreux auteurs français et étrangers (Kœrner qui l'étudia en Allemagne, Brieger, Leutert, Luc, Lermoyez, Baup et Stanculéanu) ont décrit la pyohémie otique sans participation du sinus latéral. Dans ce cas, la paroi sinusienne est ou paraît saine, l'infection septicémique se fait par voie sanguine, par phlébite primitive des petites veines du rocher, ainsi que le dit Kœrner, ou par passage direct des germes infectieux dans la circulation sanguine comme le veut Brieger. Cette pyohémie s'observe surtout dans les cas aigus.

Cette forme à notre avis doit être rapprochée des cas de thrombo-phlébites rapides et sans lésions apparentes du sinus tels que nous l'avons observée une fois, mais elle doit être distinguée absolument des phlébites lentes du sinus avec épaississement considérable de la paroi : dans le premier cas nous pensons, à la suite de Kœrner, qu'il s'agit d'une lésion directement et primitivement veineuse ; dans le second, nous croyons à une propagation lente de l'infection par nécrose primitive du rocher, lésion de la gouttière sigmoïde et phlébite précédée ou non d'abcès sous-dural.

Cette opinion est confirmée par l'examen microscopique, fait au laboratoire de M. Letulle, d'un sinus atteint de thrombo-phlébite où il fut facile de voir un processus phlébitique ancien avec un petit caillot pariétal de nouvelle formation.

Nous ne pouvons mieux faire que de reproduire *in extenso* la note que nous remit à ce sujet notre collègue et ami Natteau-Larier.

« A l'examen macroscopique, le sinus volumineux semble distendu et épaissi surtout au niveau de la paroi inférieure. Il existe une petite perforation comme un grain de mil d'où s'échappe un pus verdâtre et épais. A la coupe, l'organe est le siège d'une thrombose suppurée manifeste. L'examen histologique à un faible grossissement montre que la paroi inférieure adhérente à la dure-mère est très fortement épaissie. Il existe au-dessous de la couche limitante interne une région formée d'un tissu conjonctif riche en vaisseaux de nouvelle formation, c'est la trace d'une ancienne phlébite. Au-dessus de cette couche caractéristique, on trouve une couche fibrineuse avec de nombreux leucocytes, indice certain d'un processus phlébitique récent.

La lumière de la coupe ne présente qu'un petit caillot flottant. La paroi du sinus, en dehors du point que nous avons signalé, est couverte d'une épaisse couche de leucocytes mêlés à des globules rouges. Au niveau de la perforation, les tuniques sinusiennes sont infiltrées dans toute leur épaisseur par les leucocytes. Les couches de la paroi mal colorables sont en état de nécrose manifeste. Une ou deux artérioles de la paroi du sinus montrent un épaississement très net de leur tunique interne, indice d'une endartérite ancienne. Quelques vaisseaux lymphatiques distribués irrégulièrement dans la paroi sont gorgés de leucocytes.

En somme, il s'agit d'une phlébite ancienne, à laquelle est venu se surajouter un processus suppuratif récent. »

La phlébite primitive de la veine émissaire mastoïdienne avec ou sans propagation au sinus est très importante à connaître. La veine mastoïdienne peut devenir de la grosseur du petit doigt ; on conçoit de quelle gravité sera son invasion par le processus inflammatoire. Il faut ajouter que la phlébite de la veine sera surtout secondaire. Nous avons montré combien ses rapports avec la mastoïde sont lointains. Ce sera surtout après l'envahissement du sinus que s'observera l'envahissement de la veine.

Méningites. — Jusqu'à ces dernières années, la méningite au cours de l'otite était en dehors du domaine chirurgical. Or nous savons maintenant qu'à part les cas de méningite tuberculeuse, beaucoup de malades pourraient être sauvés si une intervention rapide et large les mettait à l'abri de la généralisation du processus inflammatoire à toutes les méninges.

Cette diffusion peut être très rapide, elle peut être lente ; dans le premier cas, elle suivra immédiatement la lésion auriculaire ou mastoïdienne. La propagation se fait alors, soit par les gaines lymphatiques périvasculaires qui passent à travers le *tegmen tympani*, accompagnant les branches de la méningée moyenne ou suivant à travers la mastoïde les rameaux veineux qui se rendent au sinus. Une autre propagation rare mais bien connue (Th. Barr en apporte une observation très intéressante) est celle qui s'opère à travers le labyrinthe le long des nerfs auditif et facial. Dans l'observation de Barr, il ne restait qu'un vestige de limaçon. La lame criblée était cariée, le nerf auditif détruit et terminé par un moignon. Le facial était inséparable de l'acoustique.

Dans les cas à évolution lente, la propagation est secondaire. Après carie ou séquestration progressive du temporal, il se forme un abcès sous-dural, un abcès sinusien qui, peu à peu, ulcère la uremère et détermine soit une plaque de méningite localisée par adhérence des feuillets arachnoïdiens, soit une méningite généralisée.

Broca et Maubrac ont eu le mérite de bien étudier ces méningites localisées. Elles peuvent être cérébrales, au niveau de l'étage moyen du crâne, cérébelleuses, protubérantielles même, et, dans ce cas, il existe un vaste abcès méningien entre la face postérieure du rocher la protubérance et les pédoncules. Comparables aux abcès extraduraux, ces abcès méningiens sont entièrement justiciables d'une action chirurgicale. Ils sont une menace constante de généralisation aux méninges.

La méningite généralisée peut se propager de proche en proche jusqu'aux méninges rachidiennes, souvent avec une rapidité considérable, mais ajoutons que la présence de liquide séro-purulent dans le canal rachidien peut n'être que l'indice d'une lésion intracranienne.

Lésions carotidiennes. — Les lésions carotidiennes nous retiendront peu, elles sont du reste d'une telle rareté, que le diagnostic ne sera souvent qu'une trouvaille d'autopsie. Il existe soit une déchirure brusque de l'artère par un petit séquestre du canal carotidien, soit une lente perforation par des granulations tuberculeuses qui détruisent progressivement les tuniques. Albe a rapporté un cas intéressant de thrombose de la carotide en rapport avec un petit séquestre de la paroi antérieure de l'oreille moyenne.

Abcès encéphaliques. — La pathogénie des abcès encéphaliques est la même que celle des autres complications intracraniennes des otites : ils se produisent soit au voisinage d'un foyer de nécrose par contiguïté, après un abcès sous-dural, une méningite localisée, soit à distance par propagation lymphatique le long des gaines périvasculaires et nerveuses.

L'abcès cérébral siège le plus souvent à la hauteur du *tegmen tympani*, au niveau de la dernière circonvolution temporale, dans le lobe occipital, rarement plus haut, sur la face externe des circonvolutions. Tout le monde connaît cependant le cas de M. Kirmisson où l'abcès siégeait en pleine zone motrice. M. Tuffier a rapporté un cas analogue.

L'abcès cérébelleux peut occuper dans la fosse cérébelleuse des positions très diverses. La propagation se faisant le plus souvent le long de la gouttière sigmoïde ou à travers le labyrinthe, c'est donc près de cette gouttière que siégera ordinairement l'abcès, c'est-à-dire sur la face antéro-latérale du cervelet (abcès antéro-externe) ou bien, si la lésion est labyrinthique, tout près de la ligne médiane, tout à fait en avant (abcès antéro-interne), ou bien enfin, véritable abcès à distance, il occupera la face postérieure ou postéro-latérale du cervelet. Une des observations d'abcès cérébelleux que nous rapportons rentre dans cette catégorie.

Peut-être (cette question a été très discutée) la disposition anatomique du temporal, la position antérieure du sinus prédispose telle, ainsi que le veut Pitt, à la production d'un abcès cérébelleux Peut-être la déhiscence du toit de l'antre, beaucoup moins fréquent qu'on ne le dit du reste, est-elle une des causes de l'abcès cérébral, mais en réalité aucun fait certain ne vient appuyer ces ingénieuses théories.

Picqué et Février, apportant une belle statistique des abcès encéphaliques, constatent sur 119 cas d'abcès 82 cas d'abcès temporaux, 24 cas d'abcès cérébelleux. Cette prédominance des abcès temporaux serait plus grande encore d'après Mignon. Rappelons cependant que, pour Acland et Ballance, il existe plus d'abcès cérébelleux que d'abcès cérébraux, les premiers étant souvent méconnus.

A l'autopsie d'un abcès encéphalique, deux choses sont à considérer : les lésions périphériques, la lésion cérébrale ou cérébelleuse.

Lésions périphériques. — Nous avons dit qu'il pouvait exister soit une plaque de méningite localisée, soit un abcès sous-dure-mérien, soit un abcès sinusien ouvert du côté des méninges. Dans ce cas la perforation dure-mérienne est souvent petite, l'abcès superficiel communique avec l'abcès profond par cet orifice étroit, on a enfin un abcès en bissac. Mais, dans d'autres cas, l'abcès cérébral ou cérébelleux est complètement indépendant des lésions juxta-osseuses. Dans notre observation LXXXI, il existait un abcès sous-dural, la dure-mère était saine et, après incision de celle-ci, le cerveau était ou semblait normal. C'est souvent très profondément que se trouve placé l'abcès séparé par une couche de tissu cérébral pouvant atteindre plusieurs centimètres. Quelquefois même, il est plus près des cavités internes de l'encéphale que de la périphérie et on l'a vu s'ouvrir dans un des ventricules. Il semble bien difficile d'expliquer autrement que par propagation lymphatique ce siège profond de la collection.

Lésion encéphalique. — Celle-ci peut se présenter sous deux aspects : *Elle est localisée :* l'abcès variant de la grosseur d'un pois à celle d'une petite pomme est bien délimité ; arrondi s'il est profond, étalé en surface s'il est superficiel, il offre une véritable membrane d'enveloppe et les tissus qui l'entourent ne présentent aucune trace de lésion ; tel était le cas dans notre observation n° LXXXII. *Elle est diffuse :* le tissu cérébral est infiltré sur une large étendue, forme une bouillie purulente dont on ne peut voir les limites. Inutile de dire que ces cas sont de beaucoup les plus graves. Mais il faut ajouter que, si la lésion est primitivement enkystée, elle peut devenir diffuse et que cette redoutable éventualité sera toujours à craindre. Enfin il peut exister plusieurs collections indépendantes et, il y a peu de temps encore, lorsque la guérison des abcès encéphaliques était considérée comme presque impossible, un des arguments de ceux qui nièrent les bons résultats de l'intervention fut que les abcès étaient ordinairement multiples et que l'ouverture de l'un d'eux n'était pas suffisante pour entraîner la guérison.

Cette intervention est cependant nécessaire, puisque la mort est la conséquence inévitable de l'abstention, à moins que l'abcès ne vienne se vider en dehors. Il suffit de réfléchir aux obstacles qu'il rencontre sur son chemin pour voir combien cette terminaison doit être rare. Cependant, il nous faut citer le cas d'Urbantschitsch qui, chez un malade traité par une trépanation simple de la mastoïde, vit, quelques jours après, se produire l'ouverture spontanée d'un abcès cérébral avec guérison consécutive.

Ces cas ne sont pas de ceux qui peuvent limiter l'action chirurgicale, au contraire, puisque la nature nous montre ainsi la voie qu'il faut suivre.

SYMPTOMES ET DIAGNOSTIC DE LA LÉSION MASTOÏDIENNE

Il est difficile d'assigner un début aux accidents mastoïdiens au cours de l'otite chronique. C'est d'ordinaire progressivement que se prennent la caisse, l'antre, les cellules mastoïdiennes. Les troubles de l'ouïe, les douleurs dans le conduit sont des manifestations de la lésion primitive. Puis peu à peu les douleurs augmentent, ont un siège nettement mastoïdien ; une fièvre plus ou moins intense se déclare, quelques accidents généraux attirent l'attention du médecin. Quelquefois il se produit une véritable poussée aiguë à la suite d'un coryza, d'une angine; l'écoulement léger devient subitement considérable, mais il faut bien savoir que ces phénomènes aigus ne présagent en rien de la lésion osseuse qui peut rester latente pendant longtemps.

La mastoïdite est annoncée au malade par trois symptômes : 1° des douleurs vives, à siège variable; 2° une modification de l'écoulement ; 3° un gonflement rétro-auriculaire inconstant.

La *douleur* consiste en une tension pénible, particulière au niveau de la mastoïde. La tête est lourde, il y a des bourdonnements d'oreille, quelquefois ce sont des douleurs atroces localisées à l'apophyse ou irradiées dans la boîte cranienne. Cette irradiation se fait surtout à la partie antérieure, et nous avons constaté souvent la localisation des souffrances par le malade le long d'une ligne parallèle à l'apophyse zygomatique jusqu'à l'angle externe de l'œil. Les recherches de Laurens sur l'innervation commune de l'oreille et des parois orbitaires par le trijumeau nous expliquent ces phénomènes.

L'*écoulement* qui était abondant diminue ordinairement d'intensité à l'apparition des symptômes mastoïdiens, la rétention du pus dans l'oreille fait refluer celui-ci dans la mastoïde. Cet écoulement est d'ordinaire noirâtre, d'odeur plus ou moins fétide, quelquefois d'une fétidité telle qu'elle ne peut être supportée même par le malade.

Le gonflement rétro-auriculaire, indice de l'arrivée du pus sous les téguments, de la formation d'un abcès mastoïdien ou d'un œdème des parties molles qui protègent la mastoïde, n'existe pas dans les cas d'apophyse dure, éburnée. Ainsi que l'a constaté Politzer, ce gonflement peut se montrer, puis disparaître et enfin reparaître de nouveau, il peut en un mot être à répétition, soit que la paroi externe de l'apophyse perforée communique avec l'oreille et que la collection se vide par une perforation tympanique, soit qu'il s'agisse seulement d'un œdème ou d'une lymphangite qui puisse rétrocéder. Le plus souvent, la formation de l'abcès est définitive et, s'il n'est pas incisé, celui-ci s'ouvrira spontanément et donnera lieu à une ou plusieurs fistules rétro-auriculaires.

Tels sont les symptômes les plus fréquemment accusés par le malade. Dans quelques cas, les accidents revêtent une intensité particulière. Il semble qu'il y ait lieu de redouter une grave complication endocrânienne. Une céphalée intense, des vomissements, des cris continuels font craindre la méningite, ce sont les accidents mastoïdiens pseudo-méningitiques. Enfin Lannois en 1893 a constaté, surtout chez l'enfant, à la suite de simple mastoïdite, du vertige giratoire avec vomissements et bruits stridents dans l'oreille, consécutifs à la compression exercée par un séquestre sur les extrémités nerveuses des canaux semi-circulaires.

Les symptômes physiques sont fournis par l'examen de la mastoïde. Très facile dans le cas d'abcès mastoïdien avec ou sans fistule, cet examen devient beaucoup plus délicat lorsqu'une apophyse éburnée ne donne que des symptômes vagues et ne permet pas une exploration profonde.

Abcès. — L'abcès mastoïdien est souvent limité à l'apophyse, mais il peut en dépasser largement les limites soit du côté du cou, soit vers la région temporale. Il n'est pas rare de trouver dans ce cas une énorme collection allant jusqu'à l'apophyse zygomatique.

Enfin, souvent il envahit la face postérieure du conduit, décolle les parties molles et détermine cette chute de la paroi postéro-supérieure du conduit qui gêne si souvent l'examen du tympan et qui, pour Broca, Lubet-Barbon et Millet, a une grosse importance dans le diagnostic de la mastoïdite. La peau rouge et tendue s'ulcère peu à peu et finit par donner issue au pus en créant une fistule persistante.

Fistule. — Cette fistule siège le plus souvent en regard de la perforation spontanée de l'apophyse, c'est-à-dire au niveau de la partie postérieure et supérieure du conduit, un peu en arrière du sillon rétro-auriculaire. Quelquefois elle est cachée dans le sillon lui-même ; enfin elle peut être beaucoup plus en bas, au niveau des cellules de la pointe, ou beaucoup plus en arrière, dans la direction du sinus. Il peut du reste exister des fistules multiples. De dimension ordinairement petite, permettant cependant l'introduction de la sonde cannelée, l'orifice conduit sur des masses caséeuses, des fongosités et profondément sur un os dénudé, quelquefois sur un séquestre mobile. On a pu observer des fistules beaucoup plus considérables, de la taille d'une pièce de 0 fr. 50, laissant voir un os dénudé, noirâtre, souvent séquestré. Mais, dans tous les cas, l'exploration de la fistule mènera sur un os malade ; il ne faut pas se contenter de cette exploration superficielle ; il est des observations, rares il est vrai, où le trajet fistuleux continuant son chemin perfore toute l'apophyse et va s'ouvrir sous la dure-mère soit dans la fosse cérébrale, soit dans la gouttière du sinus ou en avant d'elle.

Ajoutons que la fièvre qui accompagne ces accidents de mastoïdite n'a aucun caractère fixe. Très élevée dans certains cas, elle peut être nulle, mais nous verrons d'une façon générale qu'une très forte température n'est pas fréquemment l'indice d'une mastoïdite, mais d'une complication intracranienne.

Paralysie faciale. — La paralysie faciale peut être *partielle* (dans ce cas, c'est surtout le facial supérieur qui est pris) ou *totale*. Nous avons vu qu'elle était relativement rare. Peut-être beaucoup de malades offrent-ils au cours de leur affection une légère parésie du nerf de la physionomie ; nous l'avons recherchée et trouvée dans plusieurs cas, mais son observation est difficile, car cette parésie est essentiellement fugace.

Enfin la contracture faciale dont nous avons la bonne fortune de publier une observation (observation LVI) est passée sous silence dans presque tous les ouvrages. Nous ne commenterons pas cette observation, sa lecture est assez démonstrative. Malheureusement le

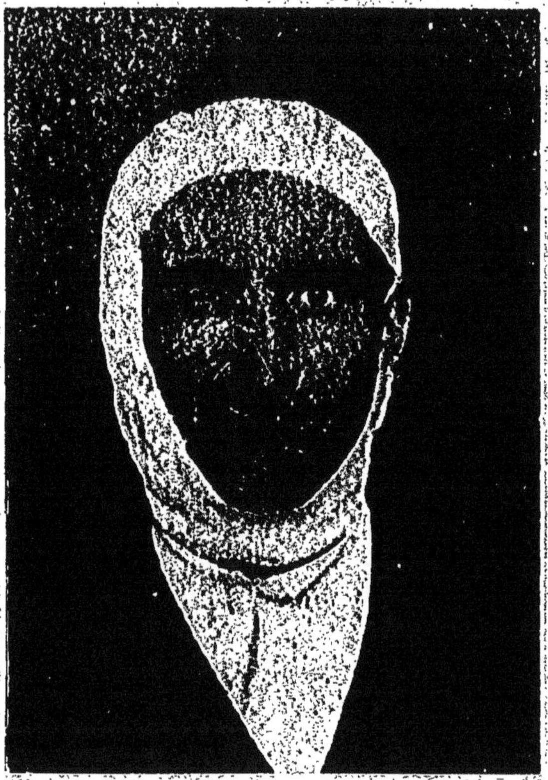

malade n'est pas revenu à l'hôpital et nous ne pouvons savoir si l'amélioration constatée après l'intervention persista.

Torticolis. — Radzich, étudiant le torticolis au cours des otites, conclut qu'il est presque toujours l'indice d'une lésion mastoïdienne.

Diagnostic. — On peut donc voir que dans les cas typiques, confirmés, que nous venons d'envisager, le diagnostic de complication mastoïdienne s'impose. Ce diagnostic deviendra beaucoup plus difficile lorsque le malade présentera une apophyse éburnée, sans aucune lésion des parties molles.

Trois symptômes seulement permettront de considérer comme probable la lésion mastoïdienne : l'élévation de la température, la douleur bien nette à la pression de l'apophyse, la diminution de l'écoulement. Ce dernier, qui n'a pas de valeur par lui-même, en prend beaucoup lorsqu'il accompagne les deux premiers signes, mais on comprendra cependant que, jugeant ces données insuffisantes, les chirurgiens aient tenté de s'éclairer par d'autres moyens.

C'est ainsi qu'Eulenstein a recommandé la percussion de l'apophyse, que Caldwell et Urbantschitsch au moyen de l'éclairage électrique ont comparé la translucidité de l'apophyse saine et de l'apophyse malade, qu'Okonneff pratique l'auscultation de la région et voit du côté malade une diminution d'intensité des sons fournis par le diapason, que Gradenigo enfin s'est servi des rayons Rœntgen. Aucune de ces méthodes ne semble avoir donné de résultat satisfaisant, et cela se conçoit, puisque nous savons que non seulement chez des individus différents les apophyses offrent une diversité de types considérable, mais encore que les deux mastoïdes sur le même sujet diffèrent de dimensions et de structure. Rappelons encore que Trœltch recommande l'examen du pus pour y déceler des parcelles osseuses qui indiquent la lésion mastoïdienne, mais Felgner prétend qu'on peut trouver des particules osseuses même lorsque l'os n'est pas nécrosé.

Il faudra donc se contenter des faibles données fournies par la clinique et, du reste, nous verrons qu'il vaut mieux être trop interventionniste dans les vieilles otites chroniques que de ne pas l'être assez.

Est-il possible de dire quelles sont les lésions anatomiques du temporal ? On reconnaîtra quelquefois un séquestre mobile sous la sonde cannelée ; mais il sera bien difficile de distinguer la carie simple de la nécrose avant l'opération. Cependant Lubet-Barbon insiste sur la fétidité particulière de l'écoulement dans le cas de séquestres ou de cholestéatomes et sur l'hypersécrétion par la fistule et le conduit qui accompagne le cholestéatome.

Il est peu d'affections mastoïdiennes qui simulent la mastoïdite au cours d'une otite chronique. Nous passerons sous silence l'adénite rétro-auriculaire. Spira a apporté une intéressante observation où une ostéite centrale de la mastoïde fut prise pour une névralgie du trijumeau. Dans une de nos observations (II), on crut à un furoncle du conduit. Le sarcome ne s'accompagne pas d'otorrhée. Par contre, le carcinome du temporal, qui, lui, présente un écoulement fétide, se fistulise à la peau, a été quelquefois chez l'adulte confondu avec une mastoïdite chronique. L'opération lèvera les doutes et elle est à recommander dans les deux cas.

SYMPTÔMES ET DIAGNOSTIC DES COMPLICATIONS INTRACRANIENNES

Nous éliminerons de cette étude la rupture de la carotide interne qui ne se manifeste que par une hémorrhagie subite et rapidement mortelle. Rappelons que dans le cas de B. Albe il se produisit une hémorrhagie considérable, hémorrhagie attribuée à l'ouverture du sinus latéral. Or à l'autopsie on trouva dans la carotide un caillot septique et sur sa paroi une érosion au niveau de sa courbure, érosion en rapport avec un petit séquestre détaché de l'oreille moyenne.

Nous envisagerons donc l'abcès sous-dural, la méningite, la phlébite du sinus, les abcès cérébraux et cérébelleux.

Abcès extradural. — L'abcès entre l'os et la dure-mère reste très souvent latent et peut être découvert seulement pendant l'opération. Ceci s'explique par son petit volume et sa formation ordinairement lente. L'apparition d'une fièvre vive, l'aggravation des phénomènes douloureux avec exacerbations nocturnes, une sensation de pesanteur de la tête, quelquefois des vertiges et des vomissements attirent seuls l'attention. En somme, comme le dit très bien Mignon, la céphalalgie localisée à la région malade ou irradiée plus ou moins loin est le principal signe. Si l'abcès est plus volumineux, les symptômes plus accusés sont ceux d'une irritation ou d'une compression cérébrale. Les vertiges, les nausées augmentent. Il peut exister des crampes épileptiformes localisées surtout au membre supérieur et même de véritables crises d'épilepsie bravais-jackonnienne, mais le meilleur élément de diagnostic est fourni par l'examen de l'œil. L'abcès sous-dural est en effet avec la méningite et la phlébite des sinus une des affections endocraniennes qui réagissent le plus rapidement sur l'œil. Il existe très souvent de l'inégalité pupillaire et de la névrite optique. Spira a attribué à un abcès sous-dural de la partie latérale de la fosse cérébelleuse une paralysie du droit interne avec névralgies atroces. L'opération ne fut pas pratiquée.

Méningite. — La méningite est remarquable par l'intensité et la rapidité de son évolution. C'est souvent en pleine santé que le malade est pris d'une très forte fièvre (40°-41°).

En même temps apparaît une céphalalgie intense accompagnée de délire. Le facies est pâle, les yeux fermés craignent la lumière, le pouls est lent, le plus souvent régulier. Puis bientôt se montrent de la contracture de la nuque, des convulsions, une respiration rare, prenant quelquefois le rythme de Cheyne-Stokes, enfin la période de coma précède la mort plus ou moins rapide.

A côté de cette forme foudroyante, complètement en dehors, actuellement tout au moins, du domaine chirurgical, la méningite localisée, soit aiguë, soit chronique, s'en distingue nettement par le peu de symptômes qu'elle détermine. Des signes de compression localisée du cerveau au niveau de la zone motrice pourraient attirer l'attention, mais le plus souvent la méningite partielle sera une trouvaille opératoire. Peut être, ainsi que le dit Mignon, l'examen soigneusement fait de l'œil, l'existence d'un léger degré de ptosis, d'un peu de strabisme, ou même d'une parésie faciale légère, pourrait-elle mettre sur la voie du diagnostic. Mais vraiment ce sont là signes bien peu certains, puisque toutes les affections intracraniennes sont susceptibles de les donner. Enfin, Abercrombie, Jansen, Lichtheim ont signalé des cas où la méningite otique se limite presque entièrement à des phénomènes médullaires: contracture des muscles de la nuque et des membres, douleurs intercostales, modification des réflexes, troubles vésico-rectaux, paraplégie.

Phlébite des sinus. — La phébite des sinus est la complication la plus facile à reconnaître, dit Mignon. Cela ne veut pas dire que son diagnostic s'impose, loin de là. Les signes prodromiques de l'infection veineuse du sinus latéral (c'est lui que nous prendrons comme type) sont ceux de la périphlébite prémonitoire. Ce ne sont, en effet, que des symptômes cérébraux, absolument semblables à ceux de l'abcès extradural. Mais dans certains cas (lorsque l'infection se fait directement par voie veineuse, sans doute), cette période de prodromes n'existe pas ; l'infection se produit d'emblée, rapide.

Dans les deux cas, les symptômes de cette infection sont les suivants : la céphalalgie intense occupe la région pariéto-occipitale, la température oscille entre 39° et 41°. Elle présente des chutes et des ascensions considérables et quelquefois la fièvre prend le type rémittent ou intermittent. Le pouls est à 100-110. Il existe des vertiges et des vomissements, et surtout, presque au début de ces accidents très violents, on note, c'est un point important, un violent frisson accompagné de claquement de dents. Ce frisson est le plus souvent unique, quelquefois il se reproduit dans la même journée ou dans les jours qui suivent. Mais bientôt se montrent des symptômes de propagation de l'infection sinusienne soit aux sinus voisins, soit à la jugulaire, et des symptômes d'infection généralisée.

Du côté des sinus, le caillot primitivement localisé à la partie descendante du sinus latéral peut gagner le pressoir d'Hérophile et remonter de là dans tous les autres sinus. Telle fut l'évolution dans le cas rapporté par Lermoyez. Il existe alors un très bon symptôme de cette obstruction de la plus grande partie des voies de communication veineuses intracraniennes, c'est la dilatation des veines sous-cutanées. Ce signe donné par Lermoyez peut être rapproché de ce fait observé par Gehrard que, dans la thrombose du sinus latéral, la jugulaire externe est moins pleine du côté thrombosé que du côté sain.

Si le caillot descend dans la jugulaire, souvent jusqu'au tronc thyro-linguo-facial, il donne en même temps que du gonflement du cou, la sensation d'une corde dure sous le doigt au-dessous du sterno-cleido-mastoïdien. De plus, la thrombo-phlébite de la jugulaire peut s'accompagner d'une périphlébite qui, après avoir déterminé un énorme œdème des tissus superficiels, arrive rapidement à la suppuration. Dans ce foyer purulent peut s'ouvrir la jugulaire thrombosée convertie en un vulgaire abcès (Broca).

Le développement de ce caillot ne va pas sans déterminer au niveau du trou déchiré postérieur des phénomènes de compression des gros troncs nerveux qui le traversent : Stacke et Kretschmann

Beck ont signalé la dyspnée, le ralentissement du pouls dus à la compression du vague, Wreden des phénomènes convulsifs dans le sterno-mastoïdien par altération du spinal, Beck et Ludwig, des troubles de déglutition et la paralysie du voile dus à l'étranglement du glosso-pharyngien.

Parmi les signes d'infection généralisée, les uns peuvent se voir dans tous les cas de propagation de l'infection au sinus, tels sont : l'ictère ou le subictère qu'il est bon de rechercher, la présence de l'albumine dans les urines ; les autres diffèrent suivant qu'il s'agit d'une thrombo-phlébite primitive du sinus ou d'une infection veineuse sans thrombo-phlébite. Dans le premier cas, les manifestations viscérales se produisent surtout au niveau du poumon, car les caillots entraînés dans la circulation sont volumineux et ne dépassent pas les capillaires pulmonaires : il existe alors soit un abcès du poumon, soit un ou plusieurs foyers de gangrène pulmonaire avec ou sans épanchement pleural. Dans le second cas, les caillots très petits ou les agglomérations microbiennes simples traversent le réseau pulmonaire et se répandent dans la circulation aortique ; on peut alors observer des embolies septiques dans tous les organes, en particulier le foie et la rate, et, au niveau des membres, des foyers multiples de suppuration intra ou périmusculaires ou des arthrites suppurées ainsi que M. Broca en a apporté tout récemment un cas observé au cours d'une otite aiguë.

Telle est l'évolution un peu schématique de la phlébite du sinus latéral. Mais bien souvent cet ensemble symptomatique ne s'observe pas. Les accidents très graves ne permettent pas à l'infection sinusienne d'évoluer lentement, progressivement. Le gonflement de la jugulaire n'existe pas, ou bien il n'y a pas de phénomènes de thrombose, l'infection est générale d'emblée et simule la fièvre typhoïde. L'examen de l'œil fournira alors quelques données précieuses : il peut exister en effet de l'œdème de la pupille, de la névrite optique, du nystagmus.

Indépendamment de la phlébite du sinus latéral, d'autres sinus peuvent se prendre. Littaure et Mensing (de Düren) ont observé une fois la thrombo-phlébite de la jugulaire et de la veine faciale, suivie d'un phlegmon de l'orbite. La phlébite du sinus caverneux et de la veine ophtalmique déterminera de l'œdème palpébral et rétro-oculaire. Enfin la phlébite localisée de la veine mastoïdienne étudiée par Coudert se manifestera par une vive douleur à la pression de la partie postérieure de l'apophyse et par le signe de Griesinger qui consiste en une tuméfaction occupant le bord postérieur de la mastoïde, « œdème pâle, circonscrit, douloureux, véritable phlegmatia en miniature ». Nous l'avons déjà dit, il nous paraît difficile d'admettre une phlébite de la veine mastoïdienne sans participation du sinus latéral, car l'infection de la veine se propagera presque toujours de sa portion intracranienne vers sa portion périphérique.

Abcès cérébral. — Comme toutes les autres complications intracraniennes des otites, l'abcès cérébral peut évoluer sans symptôme et déterminer une mort subite. Cependant d'ordinaire d'assez longs prodromes indiquent le début de l'affection. Ce sont ou bien des signes d'irritation ou de compression du cerveau tels que céphalalgie, vertiges, vomissements, ou bien de la torpeur intellectuelle, mais en général ce sont des symptômes de suppuration, fièvre, inappétence, troubles digestifs, qui se manifestent tout d'abord. Ces phénomènes de suppuration sont du reste très fugaces, car la température reste peu élevée dans l'abcès cérébral. Si dans certains cas elle atteint 39°, il n'est pas rare de la voir à 37°, et les cas d'hypothermie sont assez fréquents pour qu'on puisse les regarder comme un bon élément de diagnostic. En même temps, le pouls se ralentit et, sans parler des extrêmes, il oscille entre 40 et 60 pulsations. Puis les phénomènes cérébraux s'accusent, la céphalalgie devient intense, généralisée ou localisée à la région pariéto-occipitale, mais souvent elle gagne l'apophyse orbitaire externe. Les vomissements fréquents se font sans effort. Il peut y avoir diarrhée ou constipation, quelquefois des troubles de la miction, surtout de la rétention, comme dans notre observation n° LXXXI. Le malade couché sur le côté est dans une torpeur absolue dont il est difficile de le tirer, il répond mal, ne souffre pas qu'on soulève ses membres. La respiration est ordinairement lente et régulière, mais elle peut prendre le type de Cheyne-Stokes. Enfin l'examen de l'œil dénote une dilatation des veines pupillaires, assez rarement de la névrite optique.

Ces signes des abcès cérébraux en général peuvent s'accompagner d'autres symptômes qui permettront de soupçonner une localisation. La douleur en un point fixe du crâne serait pour Politzer l'indice d'une suppuration profonde.

Les abcès du lobe temporal surtout à gauche s'accompagnent d'une aphasie plus ou moins complète. Körner a soutenu qu'il ne s'agissait pas d'une aphasie motrice vraie et que les troubles de la parole constatés appartiennent d'ordinaire à l'aphasie de conductibilité.

Oppenheim, allant plus loin, a montré qu'il s'agissait surtout d'aphasies partielles, et non d'aphasie motrice, le malade étant capable de répéter les mots lorsqu'il les entend. C'est ou bien une volubilité particulière sans coordination, ou bien une inversion de syllabes, comme dans notre observation LXXXI, où le malade appelait M. Broca, M. Carob, ou bien de la monophasie comme dans l'observation de Keimer, où le malade ne pouvait prononcer que le nom de son village, ou bien ce qu'on appelle l'aphasie optique, syndrome caractérisé par ce fait que le malade, incapable de nommer un objet en le voyant, peut le faire quand il le touche ou le reconnaît à l'aide d'un autre sens. Le malade de Manasse ne pouvait dire le mot cloche en voyant l'objet, mais le reconnaissait immédiatement au son. Enfin c'est quelquefois une véritable incoordination des idées comme dans notre observation n° LXXX, où le sujet disait : « J'ai faim à la tête ».

C'est aussi dans l'abcès cérébral qu'on a observé le plus souvent le nystagmus et la déviation conjuguée de la tête et des yeux.

L'abcès de la zone rolandique donne des phénomènes d'hémiplégie complète ou incomplète ou de monoplégie.

La lésion de la zone occipitale s'accompagne souvent d'hémianopsie, le malade ne voyant plus que la moitié des objets. Lannois et Jaboulay insistent sur ce signe pour eux trop peu souvent recherché et que du reste les malades ne peuvent pas toujours spontanément expliquer. Dans deux cas de Sahli et de Knapp, l'hémianopsie fut en effet d'un grand secours pour rechercher la lésion qui siégeait dans le lobe occipital.

Abcès cérébelleux. — La période de début des abcès cérébelleux ne diffère pas sensiblement de celle des abcès cérébraux. C'est la même faible élévation de température avec céphalalgie, ralentissement du pouls, constipation, phénomènes convulsifs chez l'enfant.

On observe la photophobie et en même temps la crainte de l'obscurité. La nuque est raide et rejetée en arrière ; enfin il existe dans la marche une certaine hésitation, la démarche devient ébrieuse, la station debout difficile.

A la période d'état, les mêmes symptômes s'accusent. La céphalée est nettement occipitale ; les vomissements très fréquents, les vertiges augmentent, prenant les caractères du vertige giratoire (Bucquoy), si bien que Picqué et Mauclaire ont pu dire : « Tout le monde est d'avis maintenant que, si la céphalalgie, les vomissements et les vertiges ne disparaissent pas après la trépanation de la mastoïde, il faut penser à une lésion du cervelet. »

Ce trépied symptomatique est peut-être plus sûr que le fameux syndrome cérébelleux établi par Acland et Ballance et qui consiste en : 1° paralysie du membre supérieur du côté de la lésion avec faiblesse musculaire dans les membres inférieurs ; 2° exagération du réflexe rotulien du côté de la lésion ; 3° déviation conjuguée des yeux du côté opposé à la lésion.

Or, examinons seulement le réflexe rotulien : nous voyons que, si dans un cas d'Heyman ce réflexe était exagéré, dans un autre cas de Lévy il avait totalement disparu, et ceci permet de conclure qu'il est peut-être imprudent d'établir pompeusement un syndrome cérébelleux dont les termes sont sujets à discussion.

Dans un tiers des cas, se montre la paralysie ou la parésie faciale. Les troubles oculaires, nystagmus, névrite optique se voient surtout lorsque la thrombose du sinus accompagne l'abcès cérébelleux. Cependant Picqué et Mauclaire insistent avec raison sur ce fait que l'amaurose complète, observée quelquefois dans l'abcès du cervelet, n'a jamais été signalée dans l'abcès du cerveau. C'est donc là un bon élément de diagnostic lorsqu'il existe.

Diagnostic. — Tels sont les principaux signes fournis par les complications endocraniennes des otites chroniques. Il semblerait qu'avec un tel luxe de symptômes le diagnostic de ces affections et des autres affections intracraniennes, ou même de ces affections entre elles, soit facile.

Il suffit d'examiner avec un peu d'attention l'ensemble symptomatique de l'une d'elles pour voir qu'il se rapproche beaucoup des autres et il faut bien savoir surtout que jamais en clinique on n'observe avec une telle netteté une des complications que nous venons d'envisager. A vrai dire, les simples antécédents fournis par une vieille otite chronique connue et soignée depuis longtemps suffiront à éliminer les autres manifestations intracraniennes n'ayant rien à faire avec l'oreille, telles que tumeurs cérébrales, méningite tuberculeuse, psychoses, hystérie. Cependant rappelons que Mignon ne serait pas éloigné de croire que certains cas de folie sont dus à de très anciennes lésions du rocher consécutives à des otites et passées inaperçues.

Mais le rôle du chirurgien devient beaucoup plus difficile, lorsqu'il s'agit de distinguer entre elles les différentes complications des otites. Gellé a publié une observation fort intéressante où il montre que de simples accidents pseudo-méningitiques au cours d'une mastoïdite peuvent en imposer pour une grave complication intracranienne. Notre observation I est un autre exemple de ce fait. L'enfant dont elle rapporte l'histoire présenta, longtemps après une trépanation simple de l'apophyse, des accidents si intenses que nous crûmes à une méningite. Le simple curettage de fongosités anciennes et l'ablation de quelques parcelles d'os malade suffirent à entraîner une guérison rapide.

Il sera bien plus difficile encore de distinguer une méningite d'une phlébite du sinus ou d'un abcès sous-dural. Le seul phénomène à peu près sûr est le grand frisson qui annonce l'infection générale et cependant nous ne l'avons pas trouvé dans nos 3 observations, où du reste les malades furent amenés en pleine période d'état ; mais pour ce qui est des autres symptômes : la fièvre à type rémittent ou intermittent, les troubles oculaires, les douleurs, tous peuvent s'observer dans les affections intracraniennes d'origine otique.

Les abcès encéphaliques pour Mac Ewen présentent le plus souvent une température normale ou abaissée. Or, si dans notre observation n° LXXXI nous voyons en effet cette température normale, dans l'observation suivante, nous constatons au contraire une fièvre assez violente (LXXXII). Le ralentissement du pouls semble un symptôme plus sûr. De même l'aphasie et l'hémianopsie qui ont le mérite non seulement de faire diagnostiquer la lésion, mais encore d'indiquer presque sûrement son siège. La névrite optique sera un bon signe de complication intracranienne, cependant on ne peut s'empêcher de devenir quelque peu sceptique lorsque l'on voit un spécialiste de la valeur de Gradenigo ajouter : « On n'oubliera pas que la papillite existant chez un othorrhéique peut dépendre de causes indépendantes des lésions de l'oreille. De plus, lorsque les lésions ophtalmiques sont peu marquées, il est difficile, même à un oculiste éprouvé, de distinguer celles qui sont dues aux papillites de celles qui sont en rapport avec d'autres affections. »

Aussi terminerons-nous en disant que bien souvent c'est l'opération seule qui pourra décider de la lésion endocranienne ; le rapide exposé des suites de ces complications va nous montrer que, sans cette intervention, la terminaison est presque toujours fatale. Plutôt donc que de chercher à établir lentement un diagnostic précis, il vaudra mieux rapidement aller à la recherche de la lésion en s'aidant, il est vrai, des quelques symptômes qui permettent une probabilité, non une certitude.

PRONOSTIC

Partant de ce principe que les lésions mastoïdiennes dans l'otite chronique sont toutes des lésions osseuses, il sera facile de conclure que ces lésions auront fort peu de tendance à guérir d'elles-mêmes. D'évolution progressive, les lésions de carie ou de nécrose, s'accompagnant ou non de cholestéatome, sont des lésions d'autant plus graves qu'elles restent plus longtemps sans traitement. Non seulement elles exposent le malade qui les porte à toutes les complications intracraniennes si souvent mortelles que nous avons énumérées, mais encore, par leur présence même, elles déterminent à la longue dans l'organisme des désordres tels que les sujets porteurs d'une vieille lésion mastoïdienne ont presque toujours un mauvais état général. Leur facies est pâle, ils sont amaigris, porteurs de volumineux ganglions du cou (dus le plus souvent à la lésion du voisinage), et cet état général si mauvais influença certainement les anciens auteurs qui, n'ayant pas de données expérimentales, concluaient à la nature tuberculeuse de l'affection dans presque tous les cas. Nous avons fait justice de cette opinion par un examen plus complet. Les résultats opératoires nous montreront que la guérison de la lésion mastoïdienne entraîne presque immédiatement d'heureuses modifications dans l'état général des malades. Au contraire, si on laisse cette lésion évoluer d'elle-même, les accidents s'accentuent, la suppuration interminable entraîne une cachexie lente et Millet a pu faire cette constatation que, si l'on voit relativement peu de mastoïdites datant de l'enfance chez des malades de plus de 20 ans, c'est que la plupart de ces malades sont morts auparavant. C'est aussi la conclusion d'Ariza. Celui-ci pose en principe que « tout adulte qui conserve une otite suppurée depuis son enfance succombe à cette maladie au bout de trente ou quarante ans ».

Cette conclusion, aujourd'hui admise par tous ceux qui s'occupent de mastoïdite, est-elle acceptable pour les cas où il n'y a ni carie ni séquestre, où l'on constate seulement l'éburnation de l'apophyse ? Longtemps considérée comme un processus de guérison, l'éburnation apophysaire est rangée maintenant parmi les complications graves. Plus que toute autre lésion, elle interdit le drainage de la suppuration profonde en déterminant l'épaississement de la paroi externe de l'antre, l'hyperostose de la paroi postérieure du conduit. Elle pousse pour ainsi dire l'otite primitive à évoluer vers la paroi interne du rocher moins résistante. Elle se termine donc souvent par un abcès encéphalique, une lésion méningée ou sinusienne.

Cependant, à côté de ces formes graves de l'affection auriculaire, il doit en exister de plus bénignes, car on trouve à l'amphithéâtre un grand nombre d'apophyses éburnées, épaissies par un processus pathologique. C'est là sans doute que se manifeste l'influence microbienne à laquelle Lermoyez et Helme ont attaché tant d'importance. Suivant le degré de virulence des agents pathogènes et aussi, certainement, suivant leurs associations, on aura à considérer soit la destruction plus ou moins rapide (carie ou séquestre), soit l'éburnation de l'apophyse.

Mais il faut bien savoir que ces suppurations d'apparence bénigne, même soignées par des otologistes de renom, exposent toujours le malade, sous l'influence d'une cause qui leur donne une subite vitalité, aux accidents les plus graves. Mac Ewen au *Congrès d'Otologie* de Londres (1899) rapporte l'observation intéressante d'une otite moyenne, ancienne, bénigne, soignée par un auriste expérimenté. L'écoulement s'étant arrêté progressivement, l'état de l'oreille semblait satisfaisant, lorsque au bout de trois semaines, le malade fut amené à Mac Ewen plongé dans le coma. Il portait un abcès cérébelleux contenant deux onces de pus. L'oreille moyenne contenait très peu de pus, l'autre en renfermait davantage, une érosion de la mastoïde découvrait le sinus sigmoïde épaissi.

C'est dire que le médecin qui de parti pris repousse l'intervention parce que le cas lui paraît bénin prend une grave responsabilité, c'est dire enfin que toute lésion mastoïdienne doit être traitée chirurgicalement. Il est malheureusement des faits qui souvent trompent médecins et malades. L'abcès mastoïdien si fréquemment rapporté dans nos observations, qui, suivant l'expression heureuse de Luc, « indique non la simple suppuration antrale, mais l'emprisonnement du pus à l'intérieur », est susceptible de disparaître momentanément de lui-même, soit parce qu'une perforation spontanée de la mastoïde lui permettra de se vider dans la caisse, soit parce que contournant la face externe de l'apophyse et décollant le conduit il gagne ainsi l'extérieur.

Comment faire comprendre au malade qu'il faut une opération grave pour une affection si bénigne *qui guérit toute seule*. Ce n'est que lorsque ces abcès se sont renouvelés un grand nombre de fois, lorsque les phénomènes douloureux deviennent intenses, souvent lorsqu'une complication intracranienne s'est déclarée que l'on consent à l'intervention. Nous ne saurions donc trop répéter à ces malades tous les dangers qu'ils courent.

Quant aux complications intracraniennes, elles sont d'une telle gravité que l'opération n'est pas discutable. La seule question qui se pose est celle-ci : dans les cas désespérés faut-il intervenir ? Or, dans ces cas, dits désespérés, nous voyons bien souvent la guérison suivre l'opération. C'est ainsi que l'ouverture d'un abcès cérébral ou cérébelleux a rappelé à la vie des malades dans le coma. Dans notre observation n° LXXXI, l'incision fut suivie d'une véritable résurrection en quelques minutes. C'est ainsi que la méningite localisée est entrée dans le domaine chirurgical, c'est ainsi que la méningite généralisée, affirmée par la ponction lombaire qui donna du pus, rétrocéda après la trépanation de la mastoïde dans le cas de Gradenigo, et cependant il y a peu de temps encore cette méningite d'origine otique était considérée comme en dehors du domaine chirurgical.

Nous avons à nous reprocher dans 3 cas de n'avoir pas mis ces préceptes en vigueur et dans les 3 cas, très graves du reste l'intervention radicale eût pu sauver le malade. Dans nos observations LXXVI et LXXVII il s'agissait d'accidents méningitiques si intenses qu'après avoir trépané la mastoïde, ouvert la gouttière sigmoïde et drainé l'abcès qu'elle contenait, après avoir constaté des battements au niveau du sinus et conclu à l'intégrité de ce dernier, nous avons négligé de pousser plus loin l'intervention, convaincus qu'il s'agissait d'une méningite généralisée. Or l'autopsie nous montra dans les 2 cas un abcès extra-dural volumineux, un peu de rougeur des méninges et un caillot dans le sinus latéral. Peut-être le drainage du sinus eût-il sauvé ces malades. Dans le troisième cas (observation LXXXII), l'enfant toute jeune était dans un état si grave à son arrivée à l'hôpital que nous lui ouvrîmes d'urgence l'antre et la caisse en extirpant un gros séquestre mastoïdien. Les jours suivants, l'état général s'améliorant, nous pûmes juger notre intervention suffisante et cependant, lorsque cette enfant mourut, elle portait en arrière du sinus, sur la face postéro-externe du cervelet, un petit abcès nettement localisé qui aurait pu bénéficier de l'opération.

L'intervention ne doit donc pas être timide.

Elle doit être hâtive, car si, dans quelques cas d'abcès encéphaliques, l'évolution est longue, si les accidents progressifs mettent des mois à apparaître, dans la majorité des observations, la marche des complications est presque foudroyante. La temporisation expose le malade qui porte une lésion bien localisée telle qu'un abcès sous-dural, une thrombose limitée du sinus, un abcès encéphalique bien enkysté, à mourir très rapidement d'une propagation aux méninges, d'une pyémie par généralisation de l'infection sinusienne, d'une diffusion dans la masse cérébrale.

La conclusion sera donc simple toute otite chronique, accompagnée d'accidents mastoïdiens ou intracraniens, est justiciable d'une opération qui doit être rapide et complète. Politzer énumère les indications de l'intervention, ce sont : la carie de la caisse du tympan, la fistule mastoïdienne, avec ou sans cholestéatome, le cholestéatome, l'hyperostose du conduit, la paralysie faciale, le gonflement douloureux de la mastoïde, la suppuration fétide prolongée, rebelle à tout traitement, l'élévation brusque de température précédée de frissons, indiquant la phlébite du sinus, les vertiges permanents, la douleur intense pariétale ou occipitale, enfin des troubles cérébraux tels que maux de tête, torpeur, perte de connaissance.

Si nous admettons que le malade, quelle que soit la gravité de son état, ne pourra que bénéficier du traitement chirurgical, il nous faut voir quel sera ce traitement.

TRAITEMENT DES LÉSIONS MASTOÏDIENNES

Nous avons vu que le système cavitaire de l'oreille moyenne comprenait non seulement la caisse du tympan, mais encore l'aditus, l'antre, les cellules mastoïdiennes qui communiquent avec lui. Donc toute mastoïdite au cours d'une otite chronique s'accompagnera de lésions de l'antre, de l'aditus et de la caisse. C'est dire que toute intervention pour avoir chance d'être curative devra porter à la fois sur ces différentes parties du temporal : c'est ce que l'on désigne actuellement sous le nom d'*opération radicale*.

Nous éliminerons donc toutes les opérations incomplètes en tête desquelles vient la fameuse incision des parties molles, dite incision de Wilde, insuffisante et dangereuse, puisque, faisant disparaître une collection superficielle, elle laisse profondément dans l'os un foyer de suppuration qui, souvent latent, pourra ne se manifester que par des accidents très graves de propagation intracranienne. Il nous semblerait inutile de refaire le procès de l'incision de Wilde très justement condamné par Chipault et Demoulin, si récemment encore Chiucini n'était venu la défendre. « La criminelle incision », suivant l'expression de Demoulin, ne doit plus exister, c'est la négation de tout principe chirurgical.

La trépanation simple de l'antre est d'ordinaire insuffisante. Il suffit de se reporter à nos observations pour voir combien peu souvent, au cours de l'intervention, on a pu constater l'intégrité de l'aditus et combien de fois au contraire une véritable trépanation spontanée s'était produite sur la paroi externe de l'aditus, créant ainsi une vaste cavité unique ouverte sous les téguments.

Nous ne citerons que pour mémoire la méthode dite de Délaissement qui date du reste de 1868.

Craignant de faire la trépanation à la base de la mastoïde, cet auteur la pratique à la pointe de l'apophyse, et, curettant successivement les cellules mastoïdiennes, prétend ainsi établir un drainage complet et sans danger.

Enfin certains chirurgiens ont recommandé les opérations atypiques, le curettage simple de la mastoïde en suivant les lésions osseuses. Rien n'est plus dangereux et rien n'est moins efficace, car il faut pour extirper la totalité des produits de nécrose ou de suppuration, bien voir le champ opératoire et suivre de proche en proche les points suspects ; il est donc nécessaire de pratiquer tout d'abord une large brèche osseuse.

Or cette brèche osseuse ne peut se faire qu'en un point bien limité. Je ne puis reprendre dans ce court travail les recherches si complètes de Ricard, de Broca, et je rappellerai seulement que c'est au niveau de la partie supérieure du conduit osseux, à un demi-centimètre en arrière, au-dessous de la crête sus-temporale qui termine en arrière l'apophyse zygomatique, en regard de l'épine de Henle, que se fait d'ordinaire la trépanation.

Trépane-t-on au-dessous de cette région, on entrera en plein massif du facial. Trépane-t-on au-dessus, le ciseau pénètrera dans le cerveau en perforant l'écaille du temporal. Attaque-t-on en aveugle la mastoïde, on ira directement en arrière sur le sinus souvent très rapproché de la paroi postérieure du conduit.

C'est pourquoi il faut une opération réglée. En dehors de la mastoïdotomie antéro-latérale de Cozzolino dont nous avons déjà parlé, que nous jugeons très sûre, et que nous n'hésiterions pas à appliquer chez l'adulte, deux méthodes principales se partagent la faveur des chirurgiens. L'une, méthode de Zaufal adoptée par Schwartze, consiste à faire d'abord la trépanation mastoïdienne au point d'élection, pour rechercher l'antre. Celui-ci trouvé, le chirurgien suivra en avant la voie indiquée par l'aditus pour aller jusqu'à la caisse en faisant sauter la paroi externe de l'os, établissant ainsi une communication libre entre les deux cavités. En arrière rayonnent les cellules mastoïdiennes qu'il est facile de cureter sans danger, puisque l'antre ouvert reste toujours un repère très sûr.

La méthode de Stacke consiste à suivre la voie inverse. Passant d'abord par la caisse après avoir décollé le conduit cartilagineux,

Stacke entre dans l'aditus et, faisant sa trépanation d'avant en arrière, gagne l'antre et les cellules mastoïdiennes.

Les mérites comparatifs des deux procédés sont bien difficiles à établir. Il nous semble cependant plus aisé, dans la plupart des cas, de pratiquer d'abord la trépanation mastoïdienne et de découvrir l'antre ; de plus, la manœuvre de Stacke ne doit être pratiquée que par des chirurgiens qui la connaissent bien ; il faut se garder de porter le ciseau horizontalement en arrière vers le milieu du conduit ; on couperait infailliblement le facial ; l'aditus est en effet situé très haut sur la caisse ; en partant d'elle il est légèrement ascendant et l'éperon qui limite sa face inférieure est formé par le coude du facial. Il suffira d'être prudent et de toujours faire précéder le ciseau d'un protecteur introduit dans l'aditus, puis dans l'antre. Il est impossible, d'autre part, de rejeter complètement la méthode de Stacke. Partisans convaincus du Zaufal, nous avons cependant pu voir au cours des 80 trépanations complètes faites sous nos yeux ou par nous-mêmes que, dans certains cas d'apophyses scléreuses, l'antre très petit est très difficile à trouver ; l'aditus est à peine visible et ne permet pas le passage du protecteur. Il faut alors suivre la voie inverse et passer de la caisse dans l'antre.

Ceci posé, il nous sera facile de voir quelle sera la conduite à tenir dans les cas de mastoïdite ancienne. L'instrumentation est simple : un bistouri, un ciseau étroit de 4 à 6 millimètres, un maillet, une curette petite, le protecteur de Stacke, suffisent. Nous ne discuterons pas l'emploi de la fraise et du tour électrique préconisé par Lombard. Nous n'avons rien à reprocher au ciseau qui dans une main exercée est un instrument très sûr ; quant à l'ébranlement créé par le maillet, nous ne l'avons jamais constaté dans plus de 100 opérations sur la mastoïde auxquelles il nous a été donné d'assister.

Quelle que soit la lésion mastoïdienne, l'opération commencera par une incision curviligne de la peau parallèle au sillon rétro-auriculaire, à quelques millimètres en arrière de lui, incision qu'il ne faudra pas craindre de faire longue, de la partie supérieure du pavillon à la pointe de la mastoïde. Il peut exister des fistules cutanées. La règle sera de les négliger si elles ne passent pas directement par la ligne indiquée et au besoin de pratiquer leur excision ensuite.

M. Ricard, dans son excellent article de la *Gazette des hôpitaux*, a insisté sur ce fait que l'apophyse est recouverte dans toute sa moitié antérieure par le pavillon de l'oreille. Il faudra donc rejeter celui-ci en avant et faire une rugination complète des parties molles jusqu'à ce que la portion postérieure du conduit auditif osseux soit très visible.

Si cette rugination est bien faite, la seule incision verticale est suffisante pour donner un jour parfait. Dans le cas où il existerait un œdème superficiel considérable, il suffirait de faire une seconde incision postérieure tombant en T sur la première. Cette brèche cutanée saigne beaucoup mais deux pinces auront raison des branches de l'auriculaire postérieure qui pourraient inonder le champ opératoire.

L'apophyse dénudée sera trépanée au point d'élection. Il faut se souvenir que, chez l'enfant, ce point est placé plus haut que chez l'adulte, en arrière, mais aussi un peu au-dessus du conduit, et qu'à la naissance il est directement au-dessus de celui-ci. Je ne juge pas nécessaire de décrire de nouveau la trépanation mastoïdienne, renvoyant aux différentes publications de A. Broca, auxquelles je ne puis rien ajouter.

La règle qui est de trépaner au point d'élection ne souffre pas d'exception ; on peut être tenté en effet de suivre une perforation spontanée, de cureter au niveau d'un séquestre mobile occupant un point quelconque de la mastoïde. Rien n'est plus dangereux. C'est ainsi qu'infailliblement on coupe le facial, on ouvre le sinus. Dans certains cas, assez rares, du reste, la nature a fait elle-même la trépanation complète. Toute la corticale externe, en regard de l'antre, de l'aditus, de la caisse a disparu, il ne reste plus qu'à nettoyer la cavité. Mais d'ordinaire il sera nécessaire de faire sauter la paroi externe de l'aditus. Il faut toujours alors que le protecteur de Stacke protège la paroi inférieure de ce canal, paroi occupée par le facial. Enfin, cette trépanation faite, on entre directement dans la caisse. La curette fait un nettoyage complet de celle-ci sans craindre d'enlever les osselets et en grattant, mais avec précaution les parois osseuses de l'oreille moyenne. Puis revenant vers la mastoïde et se laissant guider par les lésions, elle enlève l'os carié, les séquestres, les fongosités, les cholestéatomes, n'hésitant pas si la corticale interne est malade à en faire l'ablation et à mettre à nu la dure-mère et le sinus. Chacun des actes de cette opération est précédé d'un nettoyage complet de la cavité créée avec de courtes mèches de gaze stérilisée, et ce nettoyage est pour nous un élément important du succès. Il permet de bien voir, il évite la contamination des parties saines, il autorise la dénudation et même l'ouverture de la dure-mère et du sinus, sans crainte d'infection.

Le pavillon étant ouvert dans sa moitié postérieure par une incision horizontale, la cavité opératoire est bourrée à la gaze iodoformée ou mieux à la gaze stérilisée et drainée ainsi à la fois par la brèche mastoïdienne et par le conduit.

Accidents. — Au cours de cette intervention un certain nombre d'accidents sont à redouter ; trois seulement nous retiendront : l'ouverture de la dure-mère et de l'encéphale, l'ouverture du sinus, la blessure du nerf facial.

Ouverture de la dure-mère et de l'encéphale. — Il peut arriver que le ciseau pendant la trépanation de l'apophyse perfore la dure-mère (dans la fosse cérébrale moyenne, le plus souvent, au niveau du toit de l'aditus ou un peu au-dessus de lui). On a observé surtout cette échappée chez les jeunes enfants dont l'antre a accompli son évolution de bonne heure. La trépanation est faite un peu trop haut et le coup de ciseau qui limite en haut la brèche osseuse pénètre dans le crâne. J'ai vu plusieurs fois cet accident, jamais il n'eut de suites graves. Il suffit de protéger suffisamment le point lésé et d'achever la trépanation.

Ouverture du sinus. — L'ouverture du sinus résultera soit d'une faute opératoire (la trépanation étant faite trop en arrière), soit d'une disposition anatomique anormale. Le chirurgien devra donc user du ciseau avec ménagement, et surveiller avec grand soin les échappées possibles. La curette, dans quelques cas d'apophyse nécrosée, blessera la paroi du sinus elle-même, recouverte de fongosités ou d'un abcès sous-dural et n'ayant plus son élasticité habituelle. Mais ici encore la blessure du sinus n'a pas la grande importance qu'on a voulu lui attribuer. Faite à la fin d'une intervention sur la mastoïde, alors que celle-ci est largement ouverte, la plaie sera très facilement aveuglée avec une mèche de gaze stérilisée. Quant à l'infection secondaire, elle est possible, mais elle est bien rare. A part les cas rapportés par Mac Ewen, ceux de Luc, ceux de Jaboulay et Rivière, nous n'en connaissons pas et nombreux sont les cas de guérison complète sans aucun phénomène inquiétant. L'ouverture de la grosse veine mastoïdienne sera simplement gênante. Un bon tamponnement aura raison de l'hémorragie. Nous n'avons jamais observé de signes de la blessure du canal semi-circulaire transverse.

Blessure du facial. — Quant à la blessure du nerf facial, elle est malheureusement beaucoup plus fréquente ; et il faut ajouter que non seulement dans beaucoup de cas elle ne pourra être évitée, mais que quelquefois on sera amené à sacrifier le nerf pour faire une opération efficace. Le facial peut être lésé dans la caisse du tympan, sur la face interne de laquelle il occupe une gouttière assez profonde. D'ordinaire, en ce point, l'atteinte de la curette sera légère et les accidents disparaîtront rapidement, ou bien c'est au niveau du plancher de l'aditus que le ciseau viendra trancher le nerf sur l'arête qu'il occupe avant de se réfléchir. C'est là une faute qui peut toujours être évitée par l'emploi constant du protecteur de Stacke pendant la trépanation de l'aditus. Enfin, dans certains cas, rares heureusement, la carie ou la séquestration envahit le massif du facial. Celui-ci, entouré d'une gaine d'os nécrosé, est voué fatalement à la destruction. Il est, croyons-nous, bien difficile de songer à le libérer et à le laisser libre dans une cavité où il n'aurait aucun moyen de se fixer ni de se nourrir. C'est alors, au cours de l'extraction du séquestre, que ce nerf est sectionné ou déchiré. Nous notons dans nos observations 4 cas de paralysie définitive à la suite de l'intervention et 3 cas de paralysie passagère. L'un est particulièrement intéressant. C'est au cours de la trépanation d'une apophyse éburnée que l'os au-dessous de l'aditus éclata comme un fragment de silex suivant une ligne oblique qui coupait tout le massif du nerf. Il faudra donc être particulièrement prudent pendant la trépanation des apophyses éburnées. Parmi les paralysies passagères, deux s'observèrent de suite après la trépanation, la dernière ne se manifesta qu'au cours du traitement après cautérisation de la paroi interne de la caisse à l'acide chromique.

Mais que sont ces accidents relativement rares à côté de ceux que crée l'expectative ? Ils ne sauraient donc entrer en ligne de compte pour faire discuter l'intervention chirurgicale. Il suffit de les signaler pour rendre plus prudente encore une intervention déjà considérée comme très délicate

---

TRAITEMENT
DES COMPLICATIONS INTRACRANIENNES

Tout le monde est d'accord pour déclarer que, quelle que soit la complication intracranienne de l'otite, le traitement devra s'adresser, non seulement à cette complication, mais aussi et surtout à la lésion du temporal qui lui a donné naissance.

Le traitement complet de ces complications comprendra donc l'opération radicale telle que nous l'avons décrite.

Quant à la manifestation secondaire de l'infection, qu'elle soit sous-dure-mérienne, méningée, sinusienne, encéphalique, son traitement différera suivant que le diagnostic sera ferme ou suivant qu'il pourra subsister des doutes sur la nature et par conséquent sur le siège de la complication.

Nous envisagerons successivement ces deux cas :

1° Le diagnostic est certain. *Abcès sous-dure-mérien.*— La recherche et le traitement de l'abcès sous-dure-mérien sont souvent facilités par une carie ou une nécrose de la mastoïde qui conduit directement sur le foyer épidural. Dans ce cas, l'ablation de l'os friable ou nécrosé créera une brèche par où se drainera l'abcès ; mais il ne faut pas craindre d'agrandir cette brèche, car elle sera presque toujours insuffisante.

Si l'os est éburné, comme le dit très bien Mignon, une fistule imperceptible est souvent la seule trace de la lésion profonde, ou bien même il n'existe aucun indice de cette lésion. Il ne faudra pas hésiter à faire sauter au ciseau ou à la curette la table interne de l'os. Il faut bien savoir aussi que l'abcès sous-dural peut ne pas être unique ; qu'il peut fuser très loin de son point d'origine et qu'il faudra le bien mettre à découvert avant de pratiquer un dr nage qui serait alors insuffisant. Il faut donc explorer la dure-mère sur la face antéro-supérieure et sur la face postérieure de la mastoïde. Dans notre observation LXXVI, nous relatons un cas de double abcès sous-dural dans la fosse cérébrale et dans la fosse cérébelleuse. Ces deux abcès ne pouvant pas se drainer par la même voie, il faudra créer une double brèche à la corticale interne de la mastoïde

Méningite localisée. — Rien de particulier à dire pour le traitement de cette lésion fréquemment associée à l'abcès sous-dural et qui bénéficiera d'un large drainage et d'une désinfection complète.

Méningite généralisée. — Nous n'osons dire que la méningite généralisée soit déjà du domaine chirurgical. Cependant il ne faut pas oublier que quelques guérisons ont été publiées. Peut-être y aurait-il lieu de conclure pour la méningite comme pour la péritonite qu'il faut bien distinguer deux formes : la méningite généralisée d'emblée, la méningite localisée à foyers multiples, cette dernière étant à la rigueur curable. Mais ce n'est là qu'une opinion personnelle.

Phlébite du sinus. — Il nous faut éliminer immédiatement les cas d'infection sinusienne sans thrombo-phlébite. Heyman, sans toutefois l'affirmer catégoriquement, semble dire que même alors le chirurgien pourra agir efficacement par la ponction et même l'aspiration du sinus, mais comment admettre qu'une infection généralisée d'emblée puisse guérir par une saignée locale insuffisante. Le rôle du chirurgien sera seulement de nettoyer à fond la mastoïde, cause des accidents, de faire la toilette soignée de la gouttière sigmoïde et de surveiller les accidents possibles de thrombo-phlébite.

Si la thrombo-phlébite se manifeste par des signes indéniables, deux indications seront à remplir : nettoyer la mastoïde, nettoyer le sinus. C'est dire que l'opération radicale accompagnera toute opération sinusienne.

Le thrombus, comme le dit Mignon, peut être considéré comme un abcès inclus dans la cavité du sinus et traité ainsi qu'un abcès ordinaire par l'incision, l'évacuation du contenu, le drainage. Mais comme le grand danger de ce foyer septique, en plein torrent circulatoire, est d'entraîner dans tout l'organisme des éléments d'infection, il faut aussi barrer la route à cette infection en faisant la ligature de la jugulaire interne. C'est Zaufal qui, en 1880, proposa cette méthode, elle a été réglée depuis par de nombreux opérateurs. La ligature de la jugulaire interne doit être double et la résection plus ou moins étendue suivra cette ligature. Il ne faut pas craindre de placer les fils très bas et Eulenstein nous rapporte un cas de guérison où, la jugulaire étant thrombosée jusqu'à la base du cou, il plaça la ligature à la naissance du tronc innominé. Ce premier temps de l'opération sera suivi de l'ouverture large du sinus et de l'ablation du caillot. Un lavage antiseptique termine l'intervention.

Cette méthode, acceptée par presque tous les auteurs, a été repoussée par Mac Ewen qui déclare la ligature de la jugulaire interne impuissante à conjurer l'infection générale. Une observation de Langenbuch, où la ligature de la jugulaire interne fut suivie d'abcès du bras et de la main, montre que les embolies septiques peuvent gagner le courant circulatoire par la jugulaire externe qu'il faudrait donc lier aussi, et peut-être par les veines de la base du crâne. C'est pourquoi Mac Ewen ouvre immédiatement le sinus, le vide de son caillot, puis, appliquant les deux parois l'une contre l'autre par un fort tamponnement, arrête ainsi l'hémorrhagie qui du reste ne serait pas à redouter au cours de l'intervention car elle chasserait les éléments septiques de la veine.

Enfin Chipault trouve ces interventions insuffisantes. Sa méthode comprend trois temps : 1° double ligature de la jugulaire interne au cou, avec section de la veine entre les deux ligatures et fixation du bout supérieur à la peau ; 2° ligature du sinus transverse le plus près possible du pressoir d'Herophile et par conséquent de la protubérance occipitale ; 3° ouverture très large du sinus et désinfection.

Sans conclure sur les avantages ou les inconvénients de ces différentes méthodes, il nous semble que celle de Zaufal, la plus sûre et en même temps la moins difficile, est à recommander par sa rapidité d'exécution. Elle a donné de très nombreuses guérisons. Nous nous permettrons seulement d'être un peu étonnés de voir avec quelle facilité certains auteurs ont fait la résection étendue de la jugulaire interne au cou ; nous l'avons pratiquée plusieurs fois sur le cadavre à l'amphithéâtre d'anatomie avec Dujarier ; cette opération nous a toujours semblé difficile ; quelles difficultés doit-on rencontrer sur le vivant ?

Abcès cérébral. — L'abcès cérébral étant nettement localisé pourra être traité par des méthodes bien différentes.

Le procédé le plus employé, dit procédé de Wheeler, ou procédé mastoïdien, permet, après la trépanation de l'apophyse de l'antre et de la caisse, de pénétrer dans la fosse temporale en faisant sauter le plafond de l'antre et de la caisse. On lui a reproché de n'ouvrir qu'une brèche insuffisante. Ce reproche, d'après nous, est peu fondé, on voit largement et on opère très à l'aise. De plus, l'abcès, siégeant toujours au-dessus de la trépanation, sera drainé très facilement.

Le procédé pré-auriculaire employé par Bride et Miller fait porter la trépanation à un centimètre en dessus et en avant du méat.

Les procédés sus-auriculaires sont nombreux, car les auteurs ne sont pas d'accord sur le point exact où doit porter l'intervention osseuse.

Ce point varie entre 19 millimètres (Hare) et 50 millimètres (Mac Ewen) au-dessus du conduit.

Les procédés sus-mastoïdiens enfin sont plus nombreux encore, mais, comme le disent Broca et Maubrac, s'ils peuvent « réussir dans des cas particuliers, à les systématiser on risquerait de grosses déceptions ». Leur multiplicité prouve du reste qu'ils ne remplissent pas une indication générale.

Quoi qu'il en soit, la boîte cranienne ouverte, l'abcès (superficiel ou profond) découvert et incisé au bistouri plutôt que ponctionné, on le drainera largement, à l'encontre de l'opinion de Bergmann qui conseille le simple nettoyage. Nous n'avons pas vu le moindre accident par le drainage et il nous semble difficile d'éviter la rétention et les chances d'infection secondaire sans lui.

Abcès cérébelleux. — Les procédés employés pour le traitement des abcès cérébelleux sont plus nombreux encore que pour celui des abcès cérébraux. Nous ne pouvons les indiquer tous.

Le procédé mastoïdien préconisé par Broca et Mac Ewen sera suffisant dans la plupart des cas, car il permet d'intervenir sur tous les abcès antéro-externes et la plupart des antéro-internes du cervelet. Or, ce sont les plus nombreux. Il a l'avantage de comporter la découverte du sinus latéral et de permettre par conséquent l'exploration de toute la partie antérieure de la loge cérébelleuse. On lui reproche d'être une voie étroite, de ne pas occuper le point déclive de la loge cérébelleuse et surtout de ne pas permettre l'accès des abcès postérieurs. Cette dernière critique, quoique exagérée, est peut-être la seule qui ait sa raison d'être. Non pas qu'il soit difficile de prolonger la brèche mastoïdienne de l'autre côté du sinus pour gagner la partie postérieure du cervelet, mais la perte de substance ainsi créée à la boîte cranienne devient considérable. De toute façon ce n'est là qu'un inconvénient et non un obstacle.

Mais par contre tous les procédés qui comportent une trépana-

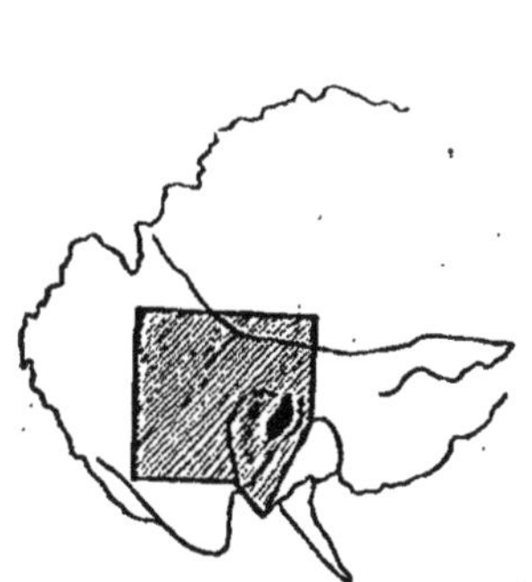

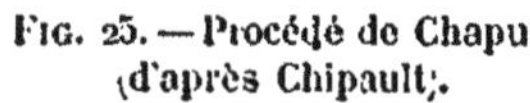

Fig. 25. — Procédé de Chaput (d'après Chipault).

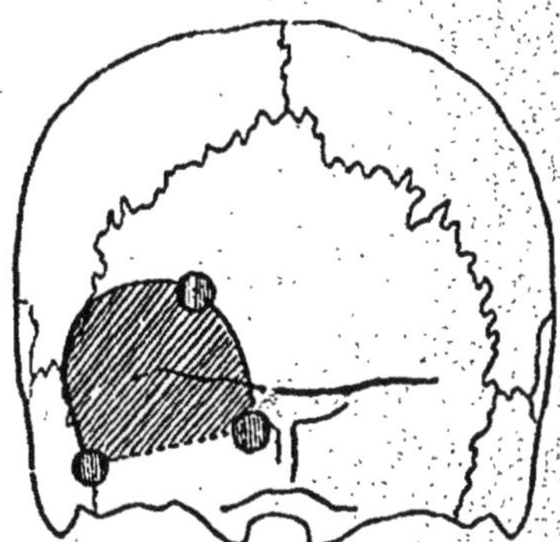

Fig. 26. — Procédé de Doyen (d'après Picqué et Mauclaire).

tion exclusivement postérieure sont loin d'avoir ses avantages et souvent l'intervention qu'ils permettent sera complètement inutile.

C'est pour remédier aux vices de ces deux méthodes que Doyen, Rémy et Jeanne, Picqué et Mauclaire ont pratiqué leur large craniectomie postérieure. Employant la fraise et la pince de Dalgren, Picqué et Mauclaire font dans leur *craniectomie mastoïdo-occipitalei* un volet rectangulaire de 7 centimètres de grand axe transversal sur 3 centimètres de hauteur, limité en dehors par le bord postérieur de la mastoïde. Cette voie permet l'accès du cervelet en arrière et en avant, disent les auteurs.

Cependant deux reproches sont faits à cette méthode : 1° Il est très difficile d'appliquer les points de trépanation inférieurs. Marion dans le cas que nous publions n'a pu placer qu'un de ces points et et a dû par conséquent se contenter d'un lambeau triangulaire. 2° Ce procédé ne permet pas facilement d'atteindre un abcès antéro-interne, car dans ce même cas de Marion 5 ponctions faites dans tout le cervelet restèrent infructueuses. Enfin la section de tous les muscles de la nuque au niveau du trait de scie qui limite en bas la trépanation pour permettre de récliner le volet en dedans nous semble devoir entraîner chez le vivant une hémorrhagie considérable qui ne laissera pas de compliquer l'opération.

La technique de Doyen est certainement très bonne. Elle

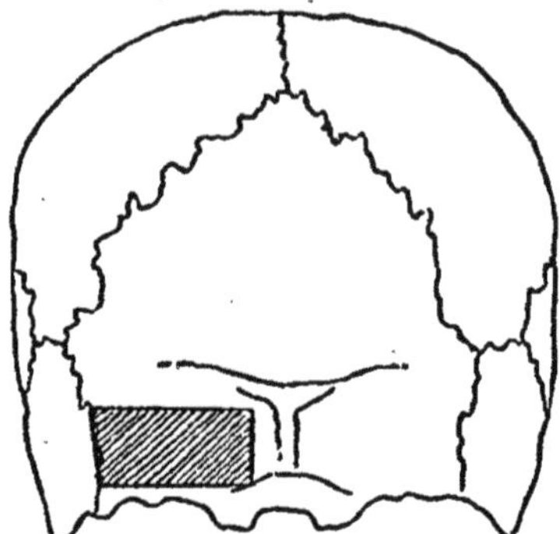

FIG. 27. — Procédé de Picqué-Mauclaire.

donne un jour excellent, mais elle a le tort de laisser de côté, dans le cas d'abcès d'origine auriculaire, la lésion primitive. C'est, à notre sens, la meilleure voie d'accès des tumeurs du cervelet.

Pour les abcès, nous acceptons la voie mastoïdienne en nous souvenant que lorsque le sinus sera thrombosé, ce qui se voit dans la moitié des cas d'abcès du cervelet, sa résection facile permettra l'examen de tout le lobe cérébelleux supposé atteint.

Les recherches auxquelles nous nous livrons à ce sujet avec M. Dujarier à l'amphithéâtre d'anatomie donneront lieu à un travail ultérieur.

2° Le diagnostic est incertain. — La rapide énumération que nous venons de faire des différentes méthodes de traitement montre que l'incessante préoccupation des chirurgiens fut d'aller directement attaquer la complication intracranienne. Cette ambition est louable, elle se trouve malheureusement peu justifiée par les résultats. On peut poser en principe que 9 fois sur 10 le diagnostic précis du siège de la lésion ne sera pas possible. Nous ne pouvons citer les nombreux cas publiés ; l'étude des symptômes nous a fait voir combien ces symptômes sont fugaces et permettent peu la localisation. Il nous suffit de rappeler que parmi nos 10 observations personnelles de complications intracraniennes, une seule fois le diagnostic ferme d'abcès cérébelleux fut porté avant l'intervention, et cependant, dans ce cas même, l'opération ne permit pas la découverte de l'abcès.

Ainsi donc, sur de simples signes de probabilité, les partisans des interventions faites en dehors du champ mastoïdien vont à la recherche de lésions cérébrales ou cérébelleuses qu'ils sont incapables de localiser. Cependant leur intervention précise n'agit que sur une zone très limitée. Cette conduite nous semble un peu extraordinaire et, avant de faire le procès de la voie mastoïdienne, il serait peut-être bon de voir combien de fois elle a permis d'aborder directement une lésion qui, d'origine mastoïdienne, a beaucoup de chances de se trouver au voisinage de la mastoïde. Nous devons conclure que la voie mastoïdienne seule, dans les cas de diagnostic peu précis, est à recommander et qu'elle a le double avantage de traiter en même temps la lésion osseuse primitive, la lésion intracranienne secondaire.

On reproche à cette intervention mastoïdienne de partir d'un foyer infecté pour agir sur un terrain sain, de déterminer dans certains cas une infection secondaire du cerveau, du cervelet, des méninges. Ce reproche est facile à écarter par ce simple fait que nous ne voyons pour ainsi dire aucune complication post-opératoire du côté du cerveau ou du cervelet. Nous avons parlé des rares cas d'infection du sinus. Il appartient du reste au chirurgien de rendre son champ opératoire aseptique. La chirurgie actuelle nous apprend à protéger un péritoine. Pourquoi ne pourrions-nous pas protéger des méninges ? Il suffit pour cela, nous l'avons déjà dit, de nettoyer énergiquement à la gaze aseptique la trépanation osseuse après chaque coup de ciseau ou de curette. Cette méthode a le double avantage d'amener une désinfection très suffisante et d'arrêter l'hémorrhagie.

En résumé, à moins de symptômes certains de localisation, le traitement des complications intracraniennes, s'il n'existe que des accidents cérébraux diffus, débutera par le traitement des accidents mastoïdiens, le simple évidement de la mastoïde ayant suffi bien souvent à faire cesser des accidents très graves (pseudoméningite). Si l'état général du sujet le permet, « on ne franchira pas d'un seul coup les deux étapes mastoïdienne et intracranienne » (Lermoyez). On fera l'opération radicale et l'on ajoutera l'ablation de la corticale interne au niveau de la fosse cérébrale et de la fosse cérébelleuse s'il y a lieu. On attendra 24 à 48 heures (Broca). Pendant ce temps, l'exploration de la dure-mère pourra déceler un abcès encéphalique profond. Dans notre observation LXXXI, ce diagnostic fut fait simplement par la constatation de la diminution des battements au niveau du lobe temporal. L'exploration du sinus pourra montrer qu'il est moins souple sous le doigt, qu'il prend une teinte grisâtre, ou bien enfin une petite ulcération de la dure-mère conduira le stylet dans un abcès profond.

Le traitement consécutif sera celui que nous avons indiqué.

Accidents. — Quelques accidents graves sont à signaler au cours de l'intervention. C'est d'abord l'infection du sinus, des méninges, de l'encéphale, dont nous avons déjà parlé, infection qui est, en somme, très rare. C'est, pendant la ponction du cerveau ou du cervelet (si cette ponction est faite trop profonde), la blessure d'un gros vaisseau intracérébral qui nécessitera le tamponnement. A la suite de l'ouverture large de la dure-mère, une hernie cérébrale pourra se produire. Elle sera souvent évitée par une ouverture petite et par une antisepsie rigoureuse. C'est là une complication grave, mais qu'on ne devra pas créer.

Dans la ponction du cervelet d'arrière en avant, le trocart peut venir blesser le sinus latéral au niveau de son coude et il sera difficile d'arrêter l'hémorragie. Enfin l'accident le plus fréquent est la ponction blanche. Notre ami Marion a bien voulu nous donner une indication précieuse pour l'exploration du cervelet. Il a remarqué que toutes ses ponctions sont passées au-dessous de l'abcès qui était situé en haut et en avant. Il recommande donc, étant donnée l'obliquité très grande de la tente du cervelet, d'incliner notablement le trocart de bas en haut si l'on veut arriver sur la collection.

RÉSULTATS

Les résultats de l'intervention pour les accidents purement mastoïdiens sont très bons. Nous avons dit au pronostic quel bénéfice les malades et surtout les enfants retiraient d'une intervention qui supprime chez eux un important foyer de suppuration. Il existe un seul point noir, c'est la lenteur de la cicatrisation. Nos observations montrent que la guérison a été obtenue au bout de 6 mois en moyenne, mais qu'il y a des cas où le traitement a été continué pendant plus d'un an. Cela se conçoit. Tout en étant radicale, l'opération ne peut avoir la prétention d'enlever toujours toutes les parties cariées du temporal. Dans plusieurs cas nous signalons l'élimination secondaire de petits séquestres et la disparition de ceux-ci est d'ordinaire l'annonce d'une guérison rapide. Mais ce qu'il importe de savoir, c'est que jamais après cette intervention (sauf dans les cas de tuberculose) nous n'avons vu secondairement de complications graves intracraniennes. Bien drainé vers l'extérieur le pus n'évolue plus vers la dure-mère.

Comme l'a dit Lubet-Barbon : « A de petites lésions, des interventions peu graves et des traitements courts ; à de grandes lésions, des interventions plus graves et des traitements plus longs. » La lésion étant très grave, le traitement sera long.

On a reproché également à l'intervention radicale de laisser derrière l'oreille une large brèche disgracieuse. En réalité, cette excavation chez l'enfant se comble peu à peu, et subsisterait-elle qu'une opération autoplastique serait toujours facile à faire plus tard.

Enfin, les résultats de l'intervention dans les accidents intracraniens sont merveilleux si l'on considère qu'il y a vingt ans tous les lmaudes abandonnés à eux-mêmes mouraient fatalement. En dehors de l'abcès extradural qui guérit presque toujours s'il est opéré à temps, le cas de guérison des abcès encéphaliques et des phlébites du sinus sont de plus en plus fréquents.

Korner, relevant 55 observations d'abcès encéphalique, nous apporte 29 guérisons, 26 morts. Broca établit qu'il existe 50 p. 100 de succès pour les abcès cérébraux ; enfin Mac Ewen nous donne les résultats merveilleux de sa pratique : sur 19 abcès encéphaliques qu'il a opérés, il compte 18 guérisons. Pour notre part, nous pouvons ajouter deux nouveaux cas de guérison d'abcès cérébral à ceux qui sont déjà connus. Ils furent opérés tous deux par M. Broca. Mais, ainsi que le disent Broca et Maubrac, ces guérisons sont-elles définitives ? Il existe de nombreux cas de récidive au bout de plusieurs mois ou même, dans le cas de Lloyd, au bout de plus d'un an. Cependant beaucoup de malades sont et restent parfaitement guéris, et nous en avons un exemple : le malade qui fait l'objet de notre observation LXXXI, opéré en juillet 1899, était très bien portant en décembre 1901.

OBSERVATIONS

Carie simple.

Obs. I. — *Otite chronique. Accidents pseudo-méningitiques. Parésie du bras droit. — Trépanation simple. Curettage. Guérison.*

Laff..., Ernest, 8 ans, entre à l'hôpital Trousseau le 19 janvier 1900. Son père est tuberculeux. L'enfant n'a jamais été malade avant de venir à Paris, il y a trois ans. Il fut opéré d'une mastoïdite gauche au mois de juillet 1898.

Il y a 8 jours, fut pris de maux de tête, de vomissements alimentaires. En même temps apparut une parésie du membre supérieur droit. Pas de constipation. Fièvre intense.

Actuellement l'enfant est pâle, abattu. Son pouls est lent et faible. Il n'y a ni inégalité pupillaire, ni troubles de la marche ou de la station. Un peu de rougeur de la région mastoïdienne gauche. Le même jour, incision sur l'ancienne cicatrice. Os dur avec quelques fongosités.

Après l'intervention, les phénomènes généraux disparaissent. Le 26 juillet la cavité est complètement épidermisée.

Obs. II. — *Otite moyenne chronique gauche. Opération radicale. Guérison.*

Emp... Biss..., Julia, 13 ans et demi, entre à l'hôpital Trousseau le 14 juin 1896. A eu la rougeole dans son jeune âge. L'écoulement d'oreille (côté gauche) date d'un an et demi.

A son entrée, œdème généralisé de la région auriculaire, en avant et en arrière. Douleur spontanée localisée au conduit auditif. Douleur provoquée à la pression et lorsque l'on tire sur le pavillon de l'oreille. Ganglions sous-maxillaires pris. Diagnostic probable : furoncle du conduit.

Opération le 13 juin. — Au-dessous des tissus superficiels œdématiés, apophyse dénudée. La trépanation faite au point d'élection donne issue à quelques gouttelettes de pus. Curettage de l'apophyse et de la caisse. Guérison à la fin de juin.

Obs. III. — *Otite moyenne chronique droite. Fistule mastoïdienne. Trépanation simple. Guérison.*

Gér..., Marthe, 3 ans, entre à l'hôpital Trousseau le 5 mai 1897. Rien à signaler dans les antécédents. Début de l'otorrhée droite il y a quatre mois. A son entrée, écoulement abondant, une fistule rétro-auriculaire conduit sur la mastoïde dénudée, une autre préauriculaire correspond à une carie de l'os malaire. Curettage de la mastoïde. Guérison le 27 février 1898.

Revenue le 14 février 1899. Cicatrisation complète.

Obs. IV. — *Otite chronique droite. Carie simple. Opération radicale. Guérison.*

Dup..., Jeanne, 8 ans, entre à Trousseau le 2 septembre 1899. Le père est mort de tuberculose. Deux autres enfants sont bien portants. L'enfant a eu la scarlatine et la diphtérie en juin 1899. A la suite écoulement des deux oreilles, et fistule tuberculeuse de l'os malaire.

Il y a deux jours l'écoulement cesse des deux côtés. En même temps se déclare une fièvre assez violente. Pas de vomissements, céphalée vive, douleurs spontanées du côté droit. L'enfant porte sans cesse la main vers son oreille.

Actuellement on constate la projection en avant du pavillon de l'oreille droite. Il existe un gros abcès mastoïdien fluctuant.

Opération le 2 septembre. — Incision, pus clair, presque séreux avec quelques grumeaux. Il existe une perforation très petite, très en arrière, à près de deux centimètres de l'épine de Henle. Trépanation au lieu d'élection. Os friable. Toute la corticale externe s'enlève presque spontanément jusqu'à la fistule. Opération radicale. Pansement iodoformé.

Revue le 19 septembre 1900. Guérie complètement depuis 2 mois. Cavité rétro-auriculaire complètement épidermisée. Très bon état général.

Obs. V. — *Otite chronique droite. Paralysie faciale légère. Opération radicale. Guérison.*

Mor..., René, 5 ans, est né d'un père tuberculeux. Un autre enfant est bien portant. A eu la rougeole à 3 ans et demi. Puis, à la suite d'une bronchite, la coqueluche. L'écoulement d'oreille ne daterait que du mois d'août dernier ; il est soigné à la consultation des maladies de l'oreille par M. Chauveau. Actuellement on peut constater du côté droit la chute de la paroi postéro-supérieure du conduit. Le pavillon est écarté du crâne, et il existe une tuméfaction rétro-auriculaire. Cette tuméfaction est fluctuante, de la grosseur d'une noisette. L'écoulement a cessé il y a dix jours. Il existe une chaîne ganglionnaire le long du sterno-mastoïdien. Il semble qu'il existe un léger degré de paralysie faciale, qui ne se manifeste du reste que par l'immobilité des traits du côté malade. Pas de déviation de la bouche. Léger écoulement du côté opposé. L'auscultation des poumons montre de la rudesse inspiratoire aux deux sommets et au niveau du hile (probablement adénopathie trachéo-bronchique), ganglions sous-maxillaires volumineux

Opération radicale. La paralysie faciale disparaît.

Revue le 19 septembre 1900. La cavité rétro-auriculaire est complètement épidermisée. Pas de paralysie faciale. Très bon état général.

Obs. VI. — *Otite chronique droite. Opération radicale. Guérison.*

Jan..., Marie, 8 ans et demi, entre à Trousseau le 20 juin 1899. Rien d'intéressant à signaler dans les antécédents héréditaires. L'enfant a eu la rougeole à 6 ans et tousse toujours depuis cette époque. Il y a huit mois, elle a été opérée d'un abcès tuberculeux de la région malaire.

L'écoulement de l'oreille est très ancien, mais surtout accentué depuis sept mois. Depuis trois semaines, cet écoulement a disparu, mais en même temps se développe un abcès rétro-auriculaire.

Actuellement la région rétro-auriculaire droite est légèrement rouge, douloureuse à la pression, surtout au niveau de la pointe de la mastoïde. Le pavillon de l'oreille est un peu déjeté en dehors.

Examen par M. Chauveau. La paroi postéro-supérieure du conduit est tuméfiée, masquant la partie postérieure de la membrane du tympan. Celle-ci est injectée, non perforée.

Le 21 juin, opération radicale.

Le 10 octobre. Guérison complète.

Revenue le 19 octobre 1900. La cavité rétro-auriculaire est complètement épidermisée. Il existe un très léger suintement de l'oreille. Très bon état général. Pas de toux.

Obs. VII. — *Otite chronique gauche. Carie de la mastoïde. Opération radicale. Terminaison inconnue.*

Sej..., Auguste, 9 ans, entre à Trousseau le 14 novembre 1899. Pas d'antécédents héréditaires à signaler. L'enfant a eu la rougeole, la variole, la coqueluche. Otite gauche suppurée depuis un an.

Actuellement chute de la paroi postéro-supérieure du conduit laissant voir à peine un petit segment du tympan injecté.

Opération le 15 novembre. — Incision rétro-auriculaire. Ouverture de l'antre. Issue d'une petite quantité de pus. La curette, introduite dans l'aditus, ramène des fongosités et trouve un os friable au niveau de la partie postéro-supérieure de celui-ci. Il semble même en ce point exister une perforation spontanée de l'os, qui laisse la dure-mère à nu sur une longueur d'un centimètre. La dure-mère est saine. La mastoïde est curettée ainsi que la caisse.

Aucun renseignement ultérieur.

Obs. VIII. — *Otite chronique droite. Opération radicale. Guérison.*

Ba..., Blanche, 7 ans, entre à Trousseau le 13 février 1899. Deux frères morts de tuberculose pulmonaire, un de méningite. Quatre autres sont bien portants. A eu la rougeole à 2 ans et demi, la variole à 3 ans et demi. Six mois après, a débuté un écoulement d'oreille bilatéral. L'oreille gauche est actuellement guérie, mais du côté droit existe une suppuration abondante. On a enlevé à plusieurs reprises des polypes. Le promontoire est recouvert de granulations.

Le 13 février 1899, incision rétro-auriculaire. Opération radicale. On trouve dans la caisse un reste d'enclume. Le sinus latéral est mis à nu à la partie postérieure pendant le curettage de la mastoïde. Il est sain.

Le 21 février, premier pansement. Léger degré de paralysie faciale, qui est apparue le jour même de l'opération.

Revue le 19 septembre 1900. Guérison complète de la plaie rétro-auriculaire qui est complètement épidermisée. La caisse est le siège d'un très léger suintement.

Bon état général. Pas de toux. Pas de paralysie faciale.

Obs. IX. — *Otite chronique. Opération radicale. Guérison.*

Greb... Marius, 9 ans, entre à Trousseau le 13 février 1899 pour une otite datant de 4 ans. Phénomènes mastoïdiens depuis un an au moins. *Le 13 février*, opération radicale, mastoïde dénudée. Antre rempli de pus. Guéri le 15 décembre 1899. Le 19 janvier 1900, revient se faire panser pour une légère suppuration du fond du conduit. Celle-ci est causée par un très petit point dénudé rapidement guéri.

Obs. X. — *Otite chronique gauche. Opération radicale. En bonne voie de guérison.*

Lam... Marthe, 4 ans, entre à Trousseau, le 19 mai 1899. L'écoulement d'oreille date de deux ans du côté gauche. Cet écoulement augmente beaucoup après une rougeole à 3 ans. Plusieurs poussées d'inflammation mastoïdienne.

Actuellement, écoulement jaune verdâtre par les oreilles, surtout la gauche. Peu de douleur de la mastoïde.

Opération le 19 mai. — Incision rétro-auriculaire. L'apophyse est formée d'un os mou où la curette entre facilement. Perforation au lieu d'élection. L'épine de Henle est très développée. Sur le protecteur de Stacke, on curette d'abord les cellules mastoïdiennes, remplies d'un pus filant et de fongosités. Puis le protecteur est introduit dans l'aditus jusqu'à la caisse. On fait sauter sur lui la partie externe et on arrive dans la caisse qui est nettoyée. Le massif du facial n'est pas atteint, mais est entouré de tissu spongieux, qui est enlevé avec le plus grand soin. Pansement iodoformé.

Sortie le 3 juin.

Le 8 décembre 1899, il persistait quelques bourgeons charnus.

Obs. XI. — *Otite chronique gauche. Opération radicale après trépanation simple. Guérison.*

N... Louis, 8 ans et demi, entre à Trousseau le 8 juin 1699. Pas d'antécédents héréditaires ni personnels. Il y a six ans que l'oreille gauche coule après une coqueluche. Au mois d'octobre dernier, on fait la trépanation simple de la mastoïde; l'écoulement a continué. Actuellement, léger gonflement au niveau de la mastoïde, pas de fluctuation, la tumeur rétro-auriculaire est molle.

Le 8 juin, opération radicale. Carie simple de la mastoïde. Guérison fin 1899.

Obs. XII. — *Otite chronique droite. Opération radicale. Guérison.*

Bret... Yvonne, 3 ans et demi, entre à l'hôpital Trousseau le 13 mai 1899. A eu la scarlatine et la rougeole en février dernier. A la suite, écoulement d'oreille bilatéral surtout marqué à droite. Formation d'un abcès mastoïdien très douloureux.

Opération radicale le 13 mai. — Sort le 24 septembre 1899 en excellent état.

Obs. XIII. — *Otite chronique droite. Trépanation simple. Guérison probable.*

Rio... René, 8 mois, écoulement depuis 4 mois. Abcès rétro-auriculaire droit. Incision en mars 1899 : on trouve une trépanation spontanée au niveau de l'antre. Curettage, pansement iodoformé. Guérison probable.

Obs. XIV. — *Otite chronique double. Opération radicale du côté droit. Mort après sortie de l'hôpital.*

Vill... Etienne, 9 ans, entre à l'hôpital Trousseau le 2 mars 1899. Rien à signaler da s les antécédents héréditaires. A la suite d'un corps étranger de l'oreille à 3 ans, l'enfant a eu une otite droite persistante. L'oreille gauche est le siège d'un écoulement depuis 3 mois.

Actuellement, on constate du *côté droit* une suppuration abondante. La pression sur la mastoïde est douloureuse et cette douleur s'est manifestée à plusieurs reprises depuis 2 mois. Du *côté gauche*, l'écoulement n'existe pas actuellement. La pression sur la mastoïde est un peu douloureuse. De plus, le malade se plaint de fréquents maux de tête depuis un mois et de douleurs péri-orbitaires des deux côtés. Insomnies. Cauchemars.

Il existe des ganglions durs sur le bord antérieur du sterno-cleido-mastoïdien des deux côtés.

Le 3 mars 1899, opération radicale du côté droit. Rien de particulier.

Le 16 mars l'enfant sort de l'hôpital en bon état.

Peu de suppuration. Un bourgeon de mauvais aspect est touché à l'acide chromique.

Le malade serait mort chez lui le 29 avril 1899 d'une affection indéterminée.

Obs. XV. — *Otite chronique droite. Opération radicale. Guérison.*

Vit... Zulma, 9 ans et demi, entre à Trousseau le 11 février 1899.

A eu la rougeole et la scarlatine à 18 mois et depuis cette époque, présente un écoulement de l'oreille droite, écoulement très abondant et fétide. Pas de douleur provoquée ou spontanée. Le traitement médical ne semblait depuis des années donner aucun résultat.

Opération le 11 février. — Incision rétro-auriculaire. Apophyse éburnée. Ouverture de l'antre et de la caisse. La corticale externe est épaisse de plus d'un centimètre. Le 16 mars, l'enfant sort en très bon état. Peu de suppuration. Revue le 19 septembre 1900. L'écoulement a complètement disparu depuis deux mois. L'état général est très bon. Il reste une cavité rétro-auriculaire épidermisée qui diminue progressivement. Jamais de toux.

Obs. XVI. — *Otite chronique droite. Opération radicale. Guérison.*

Le Br... Hélène, 8 ans, entre à Trousseau le 2 avril 1899. Rien à signaler dans les antécédents héréditaires ou personnels. Un abcès mastoïdien a été incisé en ville, il y a un mois (incision de Wilde). Il y a huit jours, l'écoulement reparait des deux côtés. Douleurs. Depuis trois jours l'écoulement a cessé à droite, en même temps que se développe un gonflement de la région mastoïdienne.

Actuellement, on constate la présence d'un abcès mastoïdien droit fluctuant. La douleur est surtout marquée à la partie postérieure de la région mastoïdienne, le pavillon est projeté en avant.

Opération le 4 avril. — Incision rétro-auriculaire. Écoulement de pus assez abondant. Ce pus est fluide, jaunâtre. Rugination du périoste. On voit, à la base de la mastoïde, une sorte de sillon d'étranglement de l'os remplaçant la saillie normale de la crête sus-mastoïdienne. L'os est spontanément dénudé sur l'étendue d'une pièce de 50 centimes. Un petit orifice punctiforme existe en arrière au point d'élection de la trépanation. Celle-ci est faite à travers une corticale dure éburnée. Pendant le curettage de la mastoïde, que l'on complète avec précaution jusqu'au voisinage de l'orifice punctiforme signalé plus haut, la lamelle osseuse qui protégeait le sinus se fragmente, et la dure-mère sinusienne est mise à nu sur une certaine étendue. Nettoyage de l'aditus. Pansement iodoformé.

Inoculation du pus à un cobaye. Résultat négatif.

Revenue le 19 septembre 1900. Guérison complète. La cavité rétro-auriculaire est comblée. L'enfant ne tousse pas.

Obs. XVII. — *Otite chronique gauche. Opération radicale (en 2 fois). Guérison.*

Laf... Ernest, 7 ans, entre à l'hôpital Trousseau le 16 juillet 1898. Rien à signaler dans les antécédents héréditaires ni personnels. Il y a un an que s'est manifestée l'otorrhée gauche. Il y a huit jours, l'écoulement prit une assez grande intensité et, depuis deux jours, un gonflement envahit la région mastoïdienne et la région temporale.

Actuellement, on constate un écoulement abondant de l'oreille gauche. Il existe une tuméfaction douloureuse de la région rétro-auriculaire et toute la région temporale jusqu'à l'angle de l'œil au-dessus de l'arcade zygomatique.

En pressant sur ce point, on fait sortir du pus abondamment par le conduit auditif.

Le 17 juillet 1898. — Incision rétro-auriculaire. On évacue une grosse collection purulente. Trépanation au lieu d'élection. L'antre est rempli de pus. On fait sauter sur le protecteur la paroi externe de l'aditus. Curettage de l'antre. En raison de la grosse suppuration superficielle, l'opération n'est pas poussée plus loin. Drainage. La température reste très élevée et monte le 21 à 39°.

Le 22 juillet, on complète l'opération radicale et on curette la caisse. La température tombe. L'état général et local devient bon.

L'enfant sort le 7 août en bon état.

Pendant le mois d'octobre est pansé à l'Hôtel-Dieu.

Le 13 décembre, présente des accidents graves, qui font penser à la méningite. Il existe une forte fièvre, mais pas de vomissements. L'état général, du reste, s'améliore rapidement.

Le 20 février 1899, la guérison est presque complète.

Obs. XVIII. — *Mastoïdite ancienne opérée. Trépanation simple. Guérison.*

St... Anna, 7 ans et demi, opérée de mastoïdite aigüe gauche en décembre 1897, revient avec un abcès mastoïdien du même côté.

Opération le 29 décembre 1898. — Après incision s'échappe un pus épais, verdâtre. Au niveau de l'antre, la paroi osseuse est friable. Curettage. Tamponnement.

Revue le 24 mars 1899. Complètement guérie.

Obs. XIX. — *Otite chronique droite. Carie mastoïdienne. Trépanation simple. Guérison.*

Dup... Raoul, âgé de 6 ans et demi, entre à l'hôpital Trousseau le 12 juin 1898. A eu deux frères morts de bacillose. A eu la rougeole, il y a deux mois, à la suite otite droite ; l'oreille a coulé huit jours. Il y a quatre jours, l'enfant se plaint d'une douleur rétro-auriculaire. Puis apparaît une rougeur et un peu d'œdème de la région mastoïdienne.

Actuellement, on constate que le pavillon de l'oreille est projeté en avant. Le conduit auditif contient un peu de pus. La traction sur le pavillon est un peu douloureuse. La pression sur l'apophyse mastoïde éveille une douleur vive. Il y a un peu d'œdème, mais pas de fluctuation. Les phénomènes s'améliorent, et ce n'est que le 2 août que l'enfant arrive avec des signes nets de mastoïdite aiguë.

Le 3 *août*, incision rétro-auriculaire. On trouve un tissu épaissi, saignant abondamment. Pas de pus sous le périoste. La corticale externe est rouge, perforée en plusieurs points de pertuis capillaires ; au lieu d'élection existe un point où cette corticale est extrêmement mince et se laisse effondrer par la moindre pression du ciseau.

Curettage de l'antre et de la mastoïde.

Guérison, fin octobre 1898.

Obs. XX. — *Otite chronique droite. Opération radicale. Carie mastoïdienne. En traitement.*

Bon... Victor, 14 ans et demi, entre à l'hôpital Trousseau, le 29 janvier 1900. Père mort tuberculeux.

L'écoulement de l'oreille droite est consécutif à l'influenza et date de 8 ans. Rien du côté de l'oreille gauche. Douleurs sur la mastoïde et dans le conduit.

Actuellement l'apophyse est tuméfiée, douloureuse ; la peau est rouge, tendue ; le pavillon est écarté en dehors ; l'oreille ne coule pas.

Pas de céphalée ni de vomissements, mais les douleurs d'oreille deviennent si intenses que l'insomnie est constante. On amène l'enfant à l'hôpital.

Opération le 31 *janvier*. — Incision rétro-auriculaire avec débridement en T. Tissu lardacé assez épais. Abcès sous-périosté. Pus inodore. Apophyse dénudée, rouge, friable, creusée par une vaste cavité pleine de pus et de fongosités et qui descend jusqu'à la pointe. Aditus très large. Curettage de la caisse pleine de fongosités.

On inocule avec ces fongosités un cobaye qui six semaines après est sacrifié. Pas trace de tuberculose.

Le malade est encore en traitement.

Obs. XXI. — *Otite chronique droite. Fistule mastoïdienne. Opération radicale. En traitement.*

Gau... Marie, 6 ans, entrée le 10 mai 1900. Pas d'antécédents héréditaires. L'enfant a eu la rougeole à 2 ans, et c'est à la suite de cette maladie que l'écoulement de l'oreille droite a commencé. Il a persisté depuis. Opérée à l'âge de 5 ans (trépanation simple probablement). A 6 ans, l'oreille gauche présente elle aussi un écoulement. Il y a un mois, récidive à droite.

Actuellement, il existe un écoulement bilatéral, peu abondant à gauche, très abondant à droite. Dans le sillon rétro-auriculaire droit, on voit une fistule de 1 centimètre de large sur 4 centimètres de long. La suppuration est abondante. La mastoïde droite est douloureuse, la gauche ne l'est pas.

Opération du côté droit le 11 *mai*. — Incision habituelle. Trépanation spontanée avec destruction de la moitié superficielle du bord postérieur du conduit. Opération radicale. Curettage des fongosités de la caisse.

Sortie le 20 mai en bonne voie de guérison.

Obs. XXII. — *Opération radicale. Otite chronique droite. En traitement.*

Biss... Henri, âgé de 3 ans. Entré à l'hôpital Trousseau, le 19 juillet 1900. Otorrhée droite depuis l'âge de 2 ans à la suite de rougeole. Plusieurs poussées mastoïdiennes. Il y a six semaines, augmentation des douleurs. Tuméfaction rétro-auriculaire. Actuellement, tuméfaction fluctuante derrière l'oreille, rougeur et dilatation veineuse très accentuée.

Opération le 19 *juillet*. — Perforation spontanée de l'apophyse au lieu d'élection. L'apophyse est pleine de fongosités grisâtres. Opération radicale.

Sort le 23 juillet. Est encore en traitement.

Obs. XXIII. — *Otite chronique double. Opération radicale des deux côtés. Guérison lente.*

B... René, 6 ans, entre à Trousseau le 2 avril 1898. Pas d'antécédents tuberculeux. L'enfant a eu la rougeole en 1897, mais l'écoulement d'oreille est antérieur.

Actuellement otorrhée double avec douleur à la pression des régions mastoïdiennes.

Le 18 novembre 1898, des deux côtés, incision rétro-auriculaire. Opération radicale. Pus dans la mastoïde. Mise à nu du sinus en arrière et de la dure-mère en haut.

Depuis, les pansements sont faits régulièrement, mais la guérison est très longue, et ce n'est que le 30 août 1900 que l'enfant sort avec une cavité épidermisée du côté droit (guérison complète) avec une légère suppuration du côté gauche. Les deux cavités ont le volume d'une noisette. Pas d'écoulement par le conduit auditif.

Séquestres.

Obs. XXIV. — *Otite moyenne chronique gauche. Opération radicale. Séquestre mastoïdien. Guérison probable.*

Pinch... Henri, 3 ans et demi, entre à l'hôpital Trousseau le 19 janvier 1899. Pas d'antécédents héréditaires à signaler. A été soigné déjà pour ostéite bacillaire du pied et de la main droite.

Début de l'écoulement de l'oreille gauche, il y a 2 ans, à la suite d'une grippe. Il y a un mois, gonflement rétro-auriculaire.

Actuellement, écoulement purulent abondant. La région rétro-auriculaire est peu tuméfiée et peu douloureuse à la pression. Le conduit auditif est obstrué par des polypes saignants.

Le 19 janvier, incision rétro-auriculaire. Derrière le conduit, fongosités, os dénudé et présentant des perforations spontanées. On enlève à la curette un gros séquestre mastoïdien, puis la caisse est largement ouverte à l'aide du ciseau et du protecteur.

L'enfant a été envoyé au Dr Mendel pour les pansements.

Obs. XXV. — *Otite moyenne chronique droite. Opération radicale. Au cours du traitement, paralysie faciale. Elimination de deux petits séquestres. Guérison.*

Lab... Louis, 4 ans et demi, entre à l'hôpital Trousseau, le 5 août 1898. Parents semblent bien portants ; cependant, sur onze enfants, huit sont morts en bas âge, d'accidents pulmonaires. A eu la diphtérie, puis la coqueluche à 27 mois. C'est à partir de ce moment que l'oreille gauche a commencé à couler. 13 mois après apparaissent, du côté de l'oreille droite, des douleurs violentes avec céphalée intense, fièvre, perte d'appétit. En même temps, derrière l'oreille, tuméfac-

ou avec rougeur. 3 semaines après, évidement de l'antre et de la caisse. L'enfant est ramené régulièrement au pansement. Le 1er février 1899, on cautérise dans la caisse une plaque dénudée avec de l'acide chromique. Douleurs intenses dans la journée, et le lendemain s'établit une paralysie faciale. Le 25 février 1899, la paralysie faciale ne s'est pas améliorée. Le 10 février et le 17 février sont éliminés par la trépanation rétro-auriculaire deux petits séquestres plats de la taille d'une petite lentille qui semblent appartenir à la paroi interne de la caisse au niveau du canal du facial.

Complètement guéri en juillet 1899. La paralysie faciale a presque complètement disparu. Elle n'est visible que lorsque l'enfant rit et siffle.

Obs. XXVI. — *Otite moyenne chronique droite. Trépanation simple. Élimination secondaire de deux petits séquestres. Mort un mois après l'opération, pas de renseignements.*

K... Georgette, 7 mois, entre à l'hôpital Trousseau en mai 1899. Pas d'antécédents héréditaires. L'enfant est traitée pour des accidents de syphilis héréditaire depuis sa naissance. A eu une bronchite, il y a deux mois ; c'est à cette époque que ses deux oreilles ont présenté un écoulement surtout marqué à droite. Progressivement s'est montré un gonflement rétro-auriculaire droit et, depuis cette époque, l'écoulement diminue.

Depuis 10 jours, l'enfant ne dort plus, la fièvre est violente. Pas de vomissements, pas d'inégalité pupillaire, pas de constipation. Il n'existe pas de paralysie faciale.

On peut constater, derrière l'oreille droite, la présence d'une tuméfaction de la grosseur d'une prune, qui projette en avant le pavillon. La peau est rouge ; la mastoïde ne peut être sentie.

Incision rétro-auriculaire. Perforation spontanée au-dessous du point d'élection, au niveau des cellules mastoïdiennes déjà développées. Trépanation au point d'élection. Un peu de pus, mais surtout des fongosités qui sont enlevées à la curette. Pansement iodoformé. Quatre jours après, en faisant le pansement, on extrait plusieurs petits séquestres en dents de scie appartenant à la partie moyenne de l'écaille, au-dessus de la trépanation.

Morte chez elle, le 22 juin 1899, aucun renseignement.

Obs. XXVII. — *Otite moyenne chronique droite. Fistules mastoïdiennes. Opération radicale. Séquestre. Guérison.*

Van... Yvonne, 5 ans, entre à l'hôpital Trousseau le 16 juillet 1898. Pas d'antécédents héréditaires à signaler. Otite suppurée droite à la suite d'une coqueluche, il y a un an et demi. Écoulement fétide, puis, au mois de juin 1897, apparition d'une tuméfaction rétro-auriculaire. Ouverture de cet abcès par l'incision de Wilde. L'écoulement d'oreille persiste et, de plus, une fistule demeure au niveau de l'incision rétro-auriculaire. C'est dans ces conditions qu'on amène l'enfant à l'hôpital. On peut constater alors sur la cicatrice ancienne la présence de deux fistules qui conduisent le stylet sur des fongosités et l'os friable.

Opération radicale le 18 juillet. — On trouve et on extirpe un petit séquestre plat venant de la paroi inférieure de la caisse. Nettoyage de la mastoïde, on découvre en bas et en arrière le sinus latéral. Pansements réguliers à la gaze iodoformée.

Le 1er février 1899, l'enfant conservait encore un petit point osseux dénudé à la partie postérieure du conduit.

Revue le 2 juin 1899. Complètement guérie.

Obs. XXVIII. — *Otite moyenne aiguë. Trépanation simple. Elimination secondaire d'un petit séquestre. Guérison.*

Cum..., Lucie, 2 mois, entre à l'hôpital Trousseau le 29 avril 1899.

Mastoïdite aiguë droite consécutive à une otite double.

Opération le 29 avril, évidemment simple. L'os est friable, contenant des fongosités au niveau de l'antre ; un second foyer intra-osseux fuse du côté de l'occipital.

Le 26 mai 1899 pendant le pansement on extrait un séquestre d'un demi-centimètre de long situé à la partie profonde de la mastoïde.

Revue en juillet 1899. Complètement guérie.

Obs. XXIX. — *Otite moyenne chronique droite. Opération radicale. Séquestres de la mastoïde et de l'aditus. Guérison.*

W..., Marguerite, 4 ans, entre à Trousseau en novembre 1894. Ecoulement droit datant de 2 ans. Il y a dix jours formation d'un abcès mastoïdien. A l'inspection fluctuation très nette.

Opération le 22 novembre 1894. Après incision de l'abcès on trouve la mastoïde spontanément trépanée et on arrive dans une cavité contenant de petits séquestres nombreux et formés par des débris des cloisons mastoïdiennes et les parois de l'antre et de l'aditus. Après curettage on arrive directement dans la caisse. Il n'existait pas de paralysie faciale.

Le 24 décembre 1894, l'enfant était en bonne voie de guérison.

Obs. XXX. — *Otite moyenne aiguë gauche. Trépanation simple. — Séquestre secondaire. Guérison.*

Buff..., Berthe, 27 mois, entre à l'hôpital Trousseau le 27 avril 1899. Pas d'antécédents héréditaires ni personnels.

Il y a huit jours à la suite de grippe, écoulement de l'oreille gauche, rougeur et douleur à la pression sur la mastoïde.

Actuellement on constate la présence nette d'un abcès mastoïdien, peu de douleur du côté de la pointe de la mastoïde.

Opération le 28 avril. Trépanation simple de l'antre rempli de fongosités.

Pansements réguliers. Le 20 juin 1899, ablation pendant le pansement d'une petite lamelle séquestrée provenant de la paroi interne de la mastoïde au niveau de l'antre. Le 11 juillet 1899, ablation d'un séquestre volumineux d'un centimètre de côté environ et qui est fourni par la portion moyenne de la mastoïde au dessous de la trépanation. On voit à sa partie supérieure une gouttière qui représente la paroi inférieure de l'antre ; dans tout le reste de la paroi interne se voient des cellules mastoïdiennes.

Obs. XXXI. — *Otite moyenne chronique droite. Fistule mastoïdienne après incision de Wilde. Opération radicale. Séquestre.*

Rep.., Eugène, 3 ans, entre à Trousseau le 5 février 1898. Parents bien portants, mais 4 enfants morts de méningite, 5 autres sont vivants.

Scarlatine et diphtérie il y a un an ; écoulement fétide de l'oreille droite depuis 6 mois. Un mois après le début des accidents auriculaires, formation d'un abcès mastoïdien incisé dans un dispensaire ; depuis persiste une fistule.

A l'examen on constate dans le conduit la présence d'un polype et, dans le sillon rétro-auriculaire, deux fistules mastoïdiennes. Incision passant par les fistules. L'apophyse présente une perforation large comme une pièce de cinquante centimes à sa base, au lieu d'élection. Ablation des bourgeons charnus à la curette. On peut voir alors que tout le massif interposé entre l'antre et la caisse, au-dessus du canal du facial est séquestré. Ablation de ce séquestre. La caisse est ainsi ouverte ; ses parois cariées sont largement curettées. Pas de paralysie faciale. L'enfant n'est pas venu au pansement.

Obs. XXXII. — *Otite moyenne chronique double. Opération radicale. Séquestre de l'écaille. Mort de méningite tuberculeuse, deux mois après l'opération.*

Mign..., Raymond. 2 ans et demi, entre à Trousseau le 10 décembre 1898. A eu deux frères morts de méningite. Lui-même, à la suite de la rougeole en février 1898, a eu une broncho-pneumonie, c'est alors que s'est manifesté un écoulement abondant des deux oreilles, surtout marqué à gauche. Il y a quatre jours on constate que le pavillon de l'oreille gauche est projeté en avant et qu'il existe une tuméfaction rétro-auriculaire. Douleurs spontanées de l'oreille gauche. L'écoulement persiste du côté droit.

Inspection : abcès mastoïdien très net, fluctuation évidente.

Le 10 décembre, incision rétro-auriculaire, tissus œdémateux. Derrière le conduit de sa moitié supérieure, la base de la mastoïde est dénudée et cariée sur un centimètre de diamètre. Après l'avoir circonscrit par 4 coups de ciseaux, on peut enlever un séquestre spongieux formé par la portion écailleuse du temporal au niveau de la paroi externe de l'antre. Cela fait, on a sous l'œil une cavité grosse comme une noisette, à parois lisses et dures. Ouverture de la caisse qui contient des fongosités et le marteau. L'enclume n'a pas été vue. Pansement à la gaze iodoformée. Le 15 février 1899, l'enfant est ramené avec de la céphalée, des sueurs nocturnes, des cris, de la perte d'appétit. Il n'est pas laissé à l'hôpital. Mort probable de méningite tuberculeuse.

Obs. XXXIII. — *Otite moyenne chronique gauche. Operation radicale. Séquestre mastoïdien. Guérison.*

L..., Armand, 26 mois, entre à l'hôpital Trousseau le 9 août 1898. A la suite d'une bronchite, présente depuis l'âge d'un an un écoulement de l'oreille gauche. Cet écoulement est abondant. La région mastoïcienne présente une tuméfaction non fluctuante.

Opération le 9 août. Incision rétro-auriculaire. Un tissu lardacé recouvre la mastoïde. En arrière du conduit, au niveau du point d'élection pour la trépanation, existe une vaste perforation spontanée. Dans la cavité se trouve un séquestre du volume d'un petit pois et appartenant à la base de la mastoïde.

Curettage soigné de l'antre et de la caisse après ablation de la paroi externe de l'aditus. Les osselets extirpés ne sont pas en très mauvais état. Tamponnement à la gaze iodoformée.

Jusqu'en février 1899 les pansements sont faits régulièrement ; à cette époque la caisse est toujours bourgeonnante sans tendance à la cicatrisation.

Revu le 2 août 1900. L'écoulement a complètement disparu depuis 4 mois. La cavité rétro-auriculaire épidermisée est presque complètement comblée. Il ne subsiste qu'un petit sillon, trace de l'intervention. Il existe au niveau de la nuque quelques petits ganglions. L'état général est très bon. (Complètement guéri en août 1899.)

Obs. XXXIV. — *Otite moyenne chronique gauche. Fistule mastoïdienne. Opération radicale. Séquestre du mur de la logette et de la paroi inférieure de l'aditus. Paralysie faciale. Terminaison inconnue.*

Franc.., Suzanne, 2 ans, entre à l'hôpital Trousseau le 8 mai 1897. Les antécédents héréditaires sont bons. De même les antécédents personnels. L'oreille gauche a commencé à couler il y a 6 mois et, en même temps, est apparu un abcès rétro-auriculaire traité par des cataplasmes et dont l'ouverture a été suivie d'une fistule encore persistante.

Actuellement existe un écoulement abondant à droite et à gauche. En arrière de l'oreille gauche, fistule large comme une pièce de cinquante centimes.

Opération. Incision rétro-auriculaire. L'épine de Henlé est très marquée ; en arrière d'elle au lieu d'élection, on trouve un os dur et déprimé et la trépanation ne rencontre aucune cavité à la place normale de l'antre. Dans le conduit on trouve la paroi postéro-supérieure au niveau du mur de la logette séquestrée ; ouverture de l'aditus sans protecteur, car le conduit est trop étroit pour le recevoir. Ablation du séquestre qui empiète sur la paroi inférieure de l'aditus (massif du facial). Après l'opération, paralysie faciale.

L'enfant vient régulièrement au pansement jusqu'au 17 février 1898.

La caisse à ce moment suppure encore. Aucun renseignement depuis cette époque.

Obs. XXXV. — *Otite moyenne chronique droite. Opération radicale. Elimination spontanée d'un petit séquestre. Guérison probable.*

Buis... Marie, 28 mois, entre à l'hôpital Trousseau le 19 décembre 1898. A la suite d'une coqueluche, l'oreille droite est le siège d'un écoulement d'odeur fétide depuis trois mois. Abcès mastoïdien depuis quelques jours. *Opération le même jour.* Incision classique. Perforation spontanée de l'apophyse au point d'élection et destruction de toute la paroi externe de l'antre. Curettage. *Opération radicale.* Le marteau et l'étrier en partie cariés sont ramenés de la caisse. Pansements réguliers. Le 7 février 1899, élimination spontanée d'un petit séquestre de l'apophyse. Celui-ci d'un demi-centimètre de côté provient de la paroi inférieure de l'antre, on y voit la trace de cellules mastoïdiennes.

L'enfant cesse de venir au pansement, étant en bonne voie de guérison.

Obs. XXXVI. — *Otite chronique droite. Fistule mastoïdienne. Opération radicale. Séquestre mastoïdien. Guérison.*

Mau... Lucie, 3 ans, entre à l'hôpital Trousseau le 29 septembre 1896. Rien à signaler dans les antécédents héréditaires. Coqueluche et variole en février 1896, et à la suite otorrhée droite. Suppuration abondante, fétide.

Le 15 septembre 1896, douleurs violentes dans l'oreille droite, insomnie, fièvre. En même temps, apparition d'un abcès mastoïdien gros comme une noisette. Un médecin appelé l'incise, mais, les phénomènes généraux persistant, on amène l'enfant à l'hôpital.

On constate alors qu'il existe derrière l'oreille une fistule large, surélevée, fongueuse, occupant la partie moyenne du sillon rétro-auriculaire.

Opération le 29 septembre. Incision rétro-auriculaire avec débridement postérieur. Après curettage d'une large cavité fongueuse, on voit une perforation large comme une pièce de 20 centimes, du fond de laquelle on extrait un séquestre mastoïdien gros comme une noisette. La paroi postérieure du conduit est en partie rongée. On la fait sauter sur le protecteur. Curettage de la caisse où se trouve le marteau dont le manche a disparu. Pas trace d'enclume. Pansement iodoformé, guérison complète le 16 avril 1897.

Obs. XXXVII. — *Otite chronique gauche. Fistule mastoïdienne. Opération radicale. Séquestre mastoïdien. Guérison.*

Jum... Albertine, 28 mois est amenée à l'hôpital Trousseau le 4 septembre 1806. A eu la rougeole au mois de février, et à la suite abcès mastoïdien gauche qui est incisé. Quelques jours après l'incision, l'oreille gauche se met à couler et donne un pus très abondant. Au niveau de l'incision persiste une fistule. De plus, écoulement d'oreille du côté droit.

Actuellement, otorrhée double. Dans le sillon rétro-auriculaire gauche qui est un peu effacé, à un centimètre environ au-dessus du niveau du conduit auditif externe, existe une fistule laissant couler quelques gouttes de pus; l'orifice de cette fistule a les dimensions d'une lentille. Le stylet introduit arrive sur l'os dénudé. Pas de ganglions, pas de douleur spontanée, mais douleur à la pression au niveau de la mastoïde, pas de fièvre.

4 septembre. — Intervention. Incision rétro-auriculaire. La mastoïde au lieu d'élection présente une perforation de la largeur d'une lentille ; on en extrait un séquestre mastoïdien ; la moitié superficielle de la paroi postérieure du conduit est énodée. Trépanation de la caisse, extraction du marteau entouré de fongosités, mais paraissant sain.

Guérie le 3 *mars* 1897. Revue le 2 août 1900. Cavité largement ouverte dans le conduit ne suppurant pas, complètement épidermisée. Pas de douleur à la pression.

Obs. XXXVIII. — *Otite moyenne droite. Opération radicale. Séquestres mastoïdiens. Terminaison inconnue.*

Masm... Georges, 1 an, est amené à Trousseau le 15 octobre 1895. Bronchite à 4 mois. A 9 mois, une otite suppurée droite. Actuellement, abcès de la région mastoïdienne, chaîne ganglionnaire le long du sterno. Pas de signes certains de mastoïdite.

Opération le 22 octobre. Incision de l'abcès rétro-auriculaire qui conduit sur une poche contenant plusieurs séquestres mastoïdiens et des fongosités. Opération radicale, rien de particulier.

N'est pas venu au pansement.

Obs. XXXIX. — *Otite chronique droite. Fistule mastoïdienne. Paralysie faciale. Opération radicale. Séquestres mastoïdiens. Guérison.*

Vit... Edouard, 4 ans, entre à l'hôpital Trousseau le 28 mars 1897. Père mort tuberculeux. Congestion pulmonaire et coqueluche à un an et demi. Début 15 jours après la congestion pulmonaire par un abcès rétro-auriculaire droit du volume d'une grosse noisette; l'écoulement d'oreille est survenu ensuite; 15 jours après, ouverture spontanée au dehors donnant issue à quelques fragments osseux.

Paralysie faciale.

Actuellement la région rétro-auriculaire droite est tuméfiée. Il existe une fistule du diamètre d'une plume d'oie qui laisse couler un liquide purulent.

Paralysie faciale très accentuée.

Opération le 28 mars. Incision rétro-auriculaire. La fistule mène sur une perforation spontanée siégeant au lieu d'élection. La curette ramène plusieurs petits séquestres mastoïdiens. Opération radicale.

Guérison complète en janvier 1898.

La paralysie faciale persiste.

Obs. XL. — *Otite chronique droite. Opération radicale. Séquestre de la face externe de l'apophyse. Guérison.*

Al... Gabriel, 2 ans (hôpital Trousseau). Il y a 11 mois, rougeole, 8 jours. Abcès rétro-auriculaire droit devenu spontanément fistuleux. Le 16 janvier 1894, trépanation de l'apophyse. On trouve un séquestre de la face externe de celle-ci, et dans la caisse l'enclume énodée et le marteau à peu près sain.

Guérison complète le 1er juillet 1894.

Obs. XLI. — *Otite chronique double. Opération radicale. Séquestre de la paroi externe de l'antre, de l'aditus et du conduit. Paralysie faciale. Mort 6 mois après de tuberculose.*

T... Alexandre, 4 ans, entre à l'hôpital Trousseau le 2 février 1898. A un écoulement des deux oreilles depuis le commencement de septembre 1897. A cette époque, on l'opère d'une mastoïdite aiguë gauche.

Actuellement, il présente une suppuration abondante de l'oreille droite, mais il n'existe ni gonflement ni rougeur; la douleur à la pression seule fait penser à une mastoïdite.

Opération le 19 février. Incision rétro-auriculaire. On arrive sur un os nécrosé, déprimé, noirâtre, poreux. Par quelques coups de gouge donnés sur l'écaille en avant et en haut, sur la partie moyenne de l'apophyse en arrière, on le libère.

constatant ainsi que le séquestre était libre dans la profondeur. Après cette opération, l'antre et la caisse sont ouverts. Le séquestre était donc formé par la paroi externe de l'antre, la paroi externe et inférieure de l'aditus et la paroi postérieure du conduit dans sa partie supérieure. Le canal du facial à la partie inférieure de l'aditus fut intéressé. Il se déclara une paralysie faciale immédiate et complète après l'intervention.

Mort en août 1898 de tuberculose (mal de Pott).

Obs. XLII. — *Otite chronique droite. Opération radicale. Séquestre de la paroi postérieure du conduit. Guérison.*

Fisch... Georges, 6 ans, entre à Trousseau le 10 mai 1895. Pas d'antécédents héréditaires, pas de trace de syphilis héréditaire. A quatre ans, l'enfant maigrit, devient faible, tousse continuellement, et son médecin porte le diagnostic de tuberculose pulmonaire. Il est soigné depuis avec des injections sous-cutanées de gaïacol. Il y a un an au mois de mars se manifeste une otorrhée droite. Extraction d'un polype.

Actuellement, à l'auscultation on ne trouve pas trace de tuberculose pulmonaire. Du côté de l'oreille droite, écoulement abondant. A la région mastoïdienne, pas de tuméfaction, mais douleur à la pression. Le stylet introduit dans le conduit arrive au contact d'un séquestre mobile et qui appartient à la paroi postérieure du conduit osseux. Opération. Incision rétro-auriculaire. Extraction du séquestre. Opération radicale. On extrait de la caisse le marteau sain, l'enclume dont la tête est cariée.

Guérison complète le 27 juillet 1896.

Revu deux ans après ; la plaie rétro-auriculaire est cicatrisée sans fistule. Il existe en ce point une cavité en entonnoir dont le sommet répond à la caisse envahie en partie par du tissu de cicatrice.

L'état général est parfait.

Obs. XLIII. — *Otite chronique double. Fistule mastoïdienne droite. Séquestres. Opération radicale des deux côtés. Mort de tuberculose pulmonaire.*

Basy... Armand, 3 ans, entre à l'hôpital Trousseau le 4 octobre 1895. Antécédents héréditaires nuls. L'enfant a eu la rougeole à 18 mois. Depuis continue à tousser. Il y a un an que les oreilles ont commencé à couler. Du côté droit, s'est produite une fistule et par cette fistule a été éliminé un séquestre, il y a trois mois. Du côté gauche, une autre fistule s'est montrée, il y a deux mois.

Actuellement, on constate derrière les pavillons, dans les sillons rétro-auriculaires, un orifice fistuleux à bouts déchiquetés donnant issue à un pus fétide.

Opération le même jour. A droite, incision rétro-auriculaire. On trouve une vaste cavité obstruée de fongosités. Evidement à la curette sans trépanation, car l'os est sain, et le séquestre évacué il y a trois mois a permis la libre communication de cette cavité avec la caisse. Pas trace d'osselets.

A *gauche*, même opération, mais on enlève un séquestre de 1 centimètre environ occupant la paroi externe de l'antre et de l'aditus et dont l'ablation permet de nettoyer la caisse et l'antre sans enlever de fragments osseux.

Le 26 novembre 1895, l'état local était très bon, mais l'enfant présenta bientôt des accidents de tuberculose pulmonaire qui amenèrent sa mort, le 25 décembre 1895.

Obs. XLIV. — *Otite moyenne aiguë droite. Trépanation simple. Fistule persistante. Séquestre. Opération radicale. En traitement.*

Lerou... Yvonne, 6 ans, entre à l'hôpital Trousseau le 24 janvier 1899. Aucun antécédent héréditaire à signaler. A eu la scarlatine à la fin de décembre et à la suite otorrhée double. Abcès mastoïdien qui se produit alors que l'écoulement diminue du côté droit.

Opération le 24 janvier. Incision ordinaire. Trépanation au lieu d'élection. Pus dans l'antre. Evidement à la curette vers la pointe de la mastoïde. Après cette intervention pour mastoïdite aiguë, une guérison rapide devait se produire. Un orifice fistuleux persistant, le 8 mars 1899, on pratique une nouvelle intervention. Opération radicale. Ouverture de la caisse pleine de pus et de fongosités où l'on trouve l'enclume sans voir le marteau. Un coup de ciseau sur la mastoïde fait sauter un morceau de l'écaille près d'être mobilisé et soulevé par des fongosités situées entre lui et le massif du sinus latéral.

Revue le 31 août 1900. — Il reste quelques bourgeons charnus.

Revue le 1er octobre 1900. — La cavité rétro-auriculaire est complètement épidermisée. Le pansement est à peine taché depuis cinq jours. Il reste dans le fond de la cavité un point gros comme une lentille qui n'est pas tout à fait cicatrisé.

Obs. XLV. — *Otite moyenne chronique double. Fistule mastoïdienne double. Opération radicale des deux côtés. Volumineux séquestres mastoïdiens. Guérison.*

Vid..., Marcelle, 22 mois, vient à l'hôpital Trousseau le 12 mars 1893. Rien dans les antécédents héréditaires. Il y a 14 mois, à la suite de douleurs des deux oreilles, abcès mastoïdiens des deux côtés, traités par l'incision de Wilde. A la suite de cette intervention persiste des deux côtés une fistule.

Actuellement il existe derrière l'oreille droite, qui est le siège d'un écoulement très abondant, une fistule large comme une pièce de 50 centimes, située derrière la partie moyenne du pavillon. Derrière l'oreille gauche, fistule semblable un peu moins considérable. Suppuration abondante, et par la fistule, et par le conduit. Dans chaque fistule, on aperçoit une lamelle d'os noirâtre séquestré.

Opération le 15 mars 1891. — Du côté gauche, incision rétro-auriculaire passant par la fistule. Ablation en deux parties d'un séquestre volumineux, noirâtre, qui a une forme aplatie et superficiellement correspond à la table externe de l'écaille au niveau de l'antre. On tombe alors dans une vaste cavité pouvant loger une noix et située en arrière et un peu au-dessus du conduit. Cette cavité semble circonscrite par de l'os sain, sauf en bas et en avant où il existe une paroi friable. Curettage. Extirpation sur le protecteur d'un pont solide qui ferme encore la caisse au niveau de l'aditus. Pansement iodoformé.

Du côté droit, de même, extirpation d'un très volumineux séquestre mastoïdien noirâtre, qui est enlevé à la pince. Curettage. Pansement. Il n'y eut jamais, ni avant ni après l'opération, de paralysie faciale. Le 18 septembre 1894, les deux cavités sont complètement épidermisées.

Cependant le 5 avril 1898, on ramène l'enfant pour une petite suppuration de l'oreille gauche. Il existe un point dénudé au niveau de la partie inférieure de la paroi postérieure du conduit. Cette fistulette est complètement fermée le 1er juin 1898.

L'état général est bon.

Obs. XLVI. — *Otite chronique gauche. Fistule mastoïdienne. Opération radicale. Séquestre. Paralysie faciale. Guérison.*

Pot..., Henri, 17 ans, entre à l'hôpital Trousseau en octobre 1896. Antécédents héréditaires nuls. C'est à la suite d'une rougeole à l'âge de 7 ans qu'une otorrhée double se déclara. L'oreille droite fut bientôt guérie, mais à gauche la suppuration persista malgré le traitement médical. A plusieurs reprises, le malade a présenté des symptômes de mastoïdite, et l'on voit au niveau de son apophyse les cicatrices d'abcès ouverts spontanément ou chirurgicalement.

Il y a deux ans survinrent des étourdissements ; de temps à autre de l'incertitude dans la marche et enfin, cette année, de la titubation.

Actuellement l'ouïe est très diminuée à gauche. Le tympan est perforé au niveau de la membrane de Schrapnell. Au niveau de la mastoïde existe un orifice fistuleux siégeant à 2 centimètres en arrière du pavillon de l'oreille, à peu près sur la ligne horizontale passant par le bord supérieur du conduit auditif. Un stylet enfoncé dans cet orifice pénètre en haut, en avant et en dedans, et donne la sensation d'un contact osseux à une profondeur de 2 centimètres.

Le pus est peu abondant. La fistule communique avec la caisse, car elle donne passage à l'air pendant le Valsalva.

Pas de paralysie faciale.

Opération le 19 octobre 1896.— Incision rétro-auriculaire. La fistule se trouvant au lieu d'élection, on s'en sert pour arriver jusqu'à l'antre. Les parois de celui-ci sont friables. Sur le protecteur on fait sauter la paroi externe de l'aditus. Curettage de la caisse où l'on reconnaît le marteau. Revenant du côté de l'antre, à la partie inférieure et antérieure, on trouve un séquestre mobile qui est enlevé. Ce séquestre était probablement très près du coude du facial. Le reste de la mastoïde est évidé. Pansement iodoformé. 1er pansement. Il existe une paralysie faciale complète, post-opératoire.

Pas de température.

Guérison complète le 28 mars 1897. — La cavité rétro-auriculaire est fermée. Le malade ne souffre plus. La paralysie faciale est très atténuée. L'œil se ferme, la bouche n'est pas déviée, et la lésion n'est visible que lorsque le malade rit.

Obs. XLVII. — *Otite chronique gauche à la suite de trépanation simple. Fistule mastoïdienne. Volumineux séquestre mastoïdien. Guérison très probable.*

Scip..., Xavier, 16 mois, entre à l'hôpital Trousseau le 31 mars 1895. Soigné à la consultation des maladies de l'oreille depuis trois mois. Le 30 mars, la mère constate que l'écoulement de l'oreille gauche diminue, en même temps que se forme une tuméfaction rétro-auriculaire. Le 5 avril, trépanation simple. Pansements jusqu'au 1er octobre où l'on constate qu'il s'est formé une fistule qui mène sur un séquestre mobile.

Opération le 11 octobre. — Extraction d'un séquestre de la paroi externe de l'antre et de l'aditus ainsi que de toute la moitié antérieure de la mastoïde qui met à jour la caisse et le sinus. On voit battre celui-ci au fond de la plaie. On peut reconnaître sur le séquestre une partie de la paroi postérieure du conduit. Curettage. Tamponnement. Le 24 septembre 1896 l'état général était très bon. Il existait encore une très légère suppuration par le conduit.

Obs. XLVIII. — *Otite chronique droite. Fistule rétro-auriculaire. Paralysie faciale. 2 opérations : Ablation de séquestres. Mort. Méningite tuberculeuse.*

Nic..., Auguste, 3 ans, entre à l'hôpital Trousseau en octobre 1892. Otorrhée droite très abondante et fétide, fistule rétro-auriculaire qui suppure. Paralysie faciale complète.

5 novembre. Incision rétro-auriculaire ; on arrive dans une vaste cavité qui contient un volumineux séquestre. Après cette intervention, l'état général s'améliore d'abord, puis la suppuration redevient aussi abondante et fétide que par le passé. Apyrexie.

11 mars 1893. Nouvelle opération. On arrive dans une cavité énorme qui contient de nombreux séquestres et dont les parois osseuses sont partout friables, en sorte qu'après curettage tout le rocher a disparu. La cavité est limitée en haut par la dure-mère, en dedans par le pharynx.

Mort le 28 mars 1893.

A l'autopsie, après ablation du cerveau, on voit que la dure-mère est adhérente sur la face interne du rocher droit. Tubercules disséminés sur la convexité du cerveau ainsi que sur le trajet des gros vaisseaux de la base. Pas de tuberculose viscérale.

Obs. XLIX. — *Otite chronique droite. Opération radicale. Volumineux séquestre mastoïdien. Paralysie radicale très légère. Mort. Cachexie tuberculeuse.*

Boid..., Paul, 3 ans et demi, entre à l'hôpital Trousseau le 10 février 1894. Les antécédents héréditaires sont bons. L'enfant a eu la rougeole à 27 mois, et à la suite, des abcès froids multiples, aux bras, à la cuisse, à la fesse. L'otorrhée droite s'est manifestée il y a quatre mois. Le 10 février, ablation d'un polype et, à la suite de cette intervention, l'écoulement devient plus abondant en même temps que se produit un gonflement rétro-auriculaire avec de vives douleurs, de la fièvre, de l'inappétence.

Actuellement (*14 février*), il existe un gonflement rétro-auriculaire droit fluctuant, œdémateux. Température 38°. Incision rétro-auriculaire. On constate au point d'élection et au niveau de l'aditus une trépanation spontanée allant jusqu'à la caisse et contenant un volumineux séquestre mastoïdien. Curettage de la cavité. Le lendemain un peu de paralysie faciale rapidement disparue. Le 8 septembre 1894, la cavité est presque complètement épidermisée. L'enfant a des abcès froids multiples. Peu à peu, cachexie tuberculeuse. Mort en janvier 1895, la plaie auriculaire étant en bon état.

Obs. L. — *Otite chronique gauche. Trépanation simple. Fistule : 2 opérations. Séquestre de la pointe de l'apophyse. Guérison.*

Truch... Gaston, 14 ans, entre à l'hôpital Trousseau le 8 février 1895. Les antécédents héréditaires n'offrent rien de particulier. L'enfant a présenté à l'âge de douze ans un abcès mastoïdien gauche qui guérit au bout de quinze jours. Vers le 25 août 1894, le malade commença à éprouver des douleurs d'oreille du côté gauche. Le lendemain, un écoulement très abondant se manifesta et les douleurs cessèrent. L'écoulement jaunâtre, fétide persiste jusqu'à la fin de septembre 1894. A ce moment, il disparaît, mais on note l'apparition d'un gonflement rétro-auriculaire avec douleurs violentes empêchant le sommeil. Appétit nul. Applications de pointes de feu sur la région mastoïdienne par un médecin militaire. Aucun soulagement, aucune amélioration. Au bout de deux mois, après l'application de pommade belladonée l'abcès avait pris des dimensions considérables. Incision de Wilde, puis drainage. Au bout de huit à dix jours, les douleurs reparurent plus violentes, et le malade se décida à aller consulter M. Broca.

Celui-ci l'opère le 2 janvier 1895. Incision rétro-auriculaire. L'apophyse mastoïde est mise à nu. L'antre est évidé à la curette. Finalement, au niveau de l'insertion du sterno-mastoïdien, on trouve un point osseux carié qui est curetté.

Cependant après deux mois subsiste encore un trajet fistuleux à 4 centimètres en arrière du sillon rétro-auriculaire, vers sa partie inférieure, trajet qui donne issue à une certaine quantité de pus. La sonde, introduite par la fistule, arrive sur l'os dénudé.

Le 21 *février*, opération. Incision rétro-auriculaire au niveau de la fistule. L'extrémité inférieure de l'apophyse presque mobile est enlevée au ciseau. Pansement iodoformé. Guérison le 4 mai 1895. Le 1er janvier 1896, revu. État parfait.

Obs. LI. — *Otite chronique gauche. Opération radicale. Guérison.*

Seyenh... René, 7 ans, entre à Trousseau le 26 avril 1899. Écoulement de l'oreille gauche après une broncho-pneumonie depuis l'âge d'un an. Ganglions suppurés du cou en novembre 1898. En février 1899, mastoïdite aiguë. Extirpation de polypes de l'oreille. Le 26 avril 1899, ouverture de l'apophyse pleine de fongosités et de masses cholestéatomateuses loin du côté de la pointe. Ni séquestre ni carie osseuse proprement dite autour.

Puis ouverture de la caisse pleine de fongosités et de cholestéatomes. Extraction d'un tout petit séquestre le 16 juin 1899.

Guéri le 8 septembre 1899.

Revu en très bon état le 19 janvier 1900.

Obs. LII. — *Otite chronique gauche. Opération radicale. Séquestres mastoïdiens de la pointe. En voie de guérison.*

B... Ernest, 10 ans et demi, entre à Trousseau le 12 mai 1899. A depuis sept ans un écoulement de l'oreille gauche. Maux de tête violents depuis trois semaines.

Actuellement pas d'abcès mastoïdiens, mais mastoïde douloureuse à la pression dans ses 2/3 inférieurs.

Pas de paralysie faciale. Pas de tuméfaction du côté du cou ni des ganglions.

Opération le 12 *mai*. — Incision rétro-auriculaire. Dénudation de la mastoïde à la rugine. On trouve à la pointe de l'apophyse un point nécrosé rempli de petits séquestres lamellaires. Curettage. Puis trépanation au lieu d'élection dans un tissu scléreux. L'antre est extrêmement profond. Sur le protecteur, on fait sauter la paroi antérieure de l'aditus et on établit la communication avec la caisse. On aperçoit alors dans la partie inférieure de la trépanation un petit pertuis rempli de fongosités qui semble le long du massif du facial établir une communication avec le point carié de l'extrémité de la mastoïde. Curettage, pansement à la gaze iodoformée. Pas de paralysie faciale.

Revu le 19 septembre 1900. Il reste une cavité rétro-auriculaire grosse comme une noisette saignante et remplie de bourgeons. Dans le conduit existent également des bourgeons. Bon état général, l'enfant ne tousse jamais.

Obs. LIII. — *Otite chronique. Opération radicale. Séquestre. En traitement.*

Rob... Philippe, 6 ans, entre à l'hôpital Trousseau le 30 janvier 1900. Rien à signaler dans les antécédents héréditaires. Ecoulement d'oreille bilatéral depuis l'âge de deux ans après la rougeole. Il y a dix-huit mois on a retiré une esquille par le conduit auditif externe droit. Depuis, l'otorrhée droite a disparu presque complètement.

Il y a six semaines apparition d'une tuméfaction de la mastoïde gauche s'accompagnant pendant huit jours de violentes douleurs. L'écoulement d'oreille devient plus abondant. Incision de Wilde faite à l'extérieur. Cependant les phénomènes généraux persistent assez graves; constipation, vomissements pendant 15 jours.

Actuellement pas de déviation du pavillon; les mouvements de l'oreille ne sont pas douloureux. Fluctuation rétro-auriculaire. La palpation de la mastoïde n'est pas douloureuse.

Le 30 janvier, incision rétro-auriculaire. Fongosités. Opération radicale. Petit séquestre occupant la partie antérieure de la mastoïde au niveau et au-dessous du bord postérieur du conduit (portion écailleuse) jusqu'au voisinage du massif du facial.

Est encore en traitement.

On inocule avec les fongosités un cobaye, qui est sacrifié six semaines après. Aucune trace de tuberculose.

Obs. LIV. — *Otite chronique droite. Trépanation simple. Fistule. Opération radicale. Séquestre volumineux. Paralysie faciale. Guérison.*

Ben... Joseph, 32 ans.

Pas d'antécédents héréditaires.

A l'âge de deux ans, abcès ganglionnaires multiples incisés; les cicatrices subsistent.

Variole.

Rougeole à l'âge de huit ans.

En 1883, début de la maladie actuelle; sans douleur, sans aucun autre symptôme, s'établit un écoulement purulent de l'oreille droite.

Le malade étant jeune soldat entre à l'hôpital de Marseille pour cette otorrhée en janvier 1884 (?). Là, on ne constate aucune lésion du tympan, la surdité était déjà très marquée du côté droit.

Traitement: huile de foie de morue, iodure.

Pendant son séjour à l'hôpital, le malade eut des vertiges et des bourdonnements d'oreille, sans d'ailleurs souffrir ; l'écoulement persista.

Envoyé en convalescence pendant deux mois, le malade avait guéri. Cette guérison persista pendant quatre ans, jusqu'en 1892.

A ce moment reparurent pendant quelques jours des vertiges et des titubations, l'écoulement purulent recommença et devint abondant ; après une série d'injections, le calme se rétablit de nouveau, et le malade resta deux ans sans otorrhée.

En décembre 1895, nouvelle apparition d'un écoulement fétide.

Le malade est traité alors par le Dr Molinié de Marseille qui enlève des polypes de l'oreille droite et constate une perforation du tympan.

En février 1896 : vertiges, bourdonnements, écoulement purulent.

En juin 1896 : les vertiges deviennent incessants, le malade a des étourdissements, de la titubation.

Monsieur Molinié, consulté de nouveau, conseille une intervention immédiate.

Le malade vient à Paris et est pris le 8 juillet de souffrances atroces dans la tête, accompagnées de vertiges, de vomissements et d'une paralysie faciale qui dura quinze jours.

Le 13 août, le malade se fait opérer. On fait une simple trépanation de la mastoïde au lieu d'élection. La mastoïde fut trouvée pleine de pus et de fongosités.

Le drainage de la mastoïde étant ainsi assuré, l'état se trouva très amélioré, les phénomènes d'irritation méningée disparurent.

Mais l'écoulement persistait très abondant par le conduit et l'orifice de la trépanation, et souffrant encore le malade consulte M. Broca qui conseille une nouvelle intervention pour vider à fond la mastoïde et aller jusqu'à la caisse.

Opération le 23 septembre 1896.

Curettage de la cavité, résultat de la première trépanation ; celle-ci va jusqu'à l'antre.

Sur le protecteur de Stacke l'apophyse est largement évidée, et l'on pénètre dans la caisse après avoir fait sauter la moitié supérieure du bord postérieur du conduit auditif osseux, la paroi externe de l'aditus et de la caisse. Celle-ci est curettée, on retrouve des débris d'osselets.

Un séquestre volumineux, mou, blanchâtre est trouvé à la partie antéro-supérieure de l'antre, très près du facial. Celui-ci est probablement lésé, pendant l'extraction de ce séquestre.

L'évidement de la mastoïde a été très large, il en résulte une vaste cavité profonde qui est bourrée de gaze iodoformée ainsi que le conduit auditif.

Suites opératoires : Le malade souffre beaucoup de la tête depuis son opération ; le lendemain, il a eu quelques vomissements.

La température est à 38° avec rémission le matin.

Dès le lendemain, on constate une paralysie très marquée de tout le facial droit.

Premier pansement le 26 septembre.

Le malade souffrant beaucoup, on fait le premier pansement ; la plaie a bon aspect, pas de suppuration.

Second pansement le 30 septembre.

Les douleurs de tête ont diminué, la fièvre a cessé, le malade se trouve beaucoup mieux, la plaie est toujours en bonne voie, un peu de suppuration.

Le pansement est fait deux fois par semaine, la plaie se répare et se comble peu à peu, la suppuration est modérée, les douleurs, les vertiges ont complètement disparu, la paralysie faciale persiste.

Le malade part à Marseille le 20 octobre.

Revu depuis à plusieurs reprises ; la dernière fois en 1899. Excellent état.

Obs LV. — *Otite chronique gauche. Opération radicale. Petits séquestres. En traitement.*

Bès... Maria, 8 ans, entre à Trousseau le 10 février 1900.

Un frère est mort de méningite tuberculeuse. Otorrhée double depuis l'âge de six mois. Il y a 18 mois, du côté droit abcès rétro-auriculaire, traité par l'incision de Wilde. Du côté gauche l'écoulement est intermittent, il y a des douleurs fréquentes derrière l'oreille.

Actuellement en arrière de l'oreille gauche, empiétant sur toute la région mastoïdienne et la dépassant largement en arrière et en haut, existe une collection douloureuse à la pression.

Opération le 10 *février* 1900. Incision rétro-auriculaire du côté gauche. Grosse collection purulente. L'os est dénudé, éburné. Au point d'élection existe une trépanation spontanée qui conduit dans l'antre. Trépanation de l'antre, ablation de la corticale externe au niveau de l'aditus (opération radicale). Evidement à la curette. Le pus renferme des petits séquestres, dont le plus gros a la taille d'une tête d'épingle. Curettage de la caisse. Pansement iodoformé.

Inoculation d'un cobaye. Résultat négatif.

Est encore en traitement.

Obs. LVI. — *Otite chronique droite. Contracture faciale. Séquestre mobile dans le massif du facial. Guérison très probable.*

Touen...., Marc, âgé de 38 ans, entre à l'hôpital Tenon le 8 juin 1898, pour une contracture faciale droite consécutive à une otite.

Il ne présente rien de particulier dans ses antécédents. Soigné l'an dernier pour pleurésie et tuberculose pulmonaire. A la même époque s'établit un écoulement purulent de l'oreille droite sans douleur, sans phénomènes inflammatoires avec perte complète de l'ouïe de ce côté. Trois mois après un abcès formé à la région mastoïdienne droite fut simplement incisé.

Les premiers phénomènes de contracture se sont produits à la fin d'avril dernier, sans douleur, sans modification de l'otorrhée. Ils ont débuté par des contractions rapides et intermittentes qui faisaient grimacer le côté droit de la face. Ces contractions sont devenues rapidement plus fréquentes et plus persistantes et ont abouti à la contracture permanente qu'on observe aujourd'hui et qui dure depuis trois semaines sans rémission.

Actuellement on constate une déviation à droite de la face dont les traits sont immobilisés par la contracture. La commissure droite des lèvres est attirée fortement en dehors et un peu en haut. La fente palpébrale est rétrécie, la pointe du nez s'incline du côté droit, le sillon naso-génien est exagéré, des rides sillonnent la face.

La paupière inférieure et la commissure labiale sont incessamment agitées par des contractions fibrillaires. Seul le muscle frontal n'est pas en contracture, mais est complètement paralysé.

Rien de particulier dans la moitié de la langue et le voile du palais. La sensibilité est intacte. Pas de douleurs. Pas de stigmates hystériques.

L'examen de l'oreille a été fait par M. Lermoyez qui a constaté la destruction du tympan et la carie du rocher avec un petit séquestre mobile sous le stylet dans le massif du facial.

Matité des deux sommets des poumons. Abcès froid sternal. Pas de céphalée, aucun signe de méningite ni de compression cérébrale.

Le 18 juin 1898, opération par M. Gérard-Marchant. Ethérisation. M. Gérard-Marchant ne veut pas extraire d'emblée le séquestre mobile, cause probable d'irritation du facial, craignant de déterminer une blessure presque inévitable du nerf.

Trépanation large de la mastoïde, dont les cellules contiennent du pus. Curettage des tissus malades jusqu'à l'oreille moyenne. Ainsi la voie se trouve largement ouverte pour l'élimination du petit séquestre. Drainage. Pansement à la gaze iodoformée.

11 juin 1898. Température 38°. Etat général excellent. Les contractions fibrillaires de la paupière et de la commissure ont disparu après l'opération. La déviation des traits par la contracture paraît moindre.

12 juin. La contracture a notablement diminué.

14 juin. La déviation des traits s'est reproduite presque aussi nette qu'avant l'intervention. Les contractions fibrillaires n'ont pas reparu.

16 juin. La contracture a de nouveau considérablement diminué. Le frontal possède maintenant une contractibilité très nette.

23 juin. Peu de pus. La plaie est maintenant largement ouverte. La déviation des traits est moindre, mais, malgré cette amélioration, il ne se produit aucune contraction volontaire de ce côté. La contractibilité du frontal persiste. Les contractions fibrillaires n'ont pas reparu.

28 juin. La contracture a diminué. L'état du frontal reste stationnaire. La plaie est presque complètement fermée.

Le malade sort de l'hôpital et ne revient pas au pansement.

Cholestéatomes.

Obs. LVII. — *Otite chronique gauche. Cholestéatome. Opération radicale. Guérison.*

Pent..., Jeanne-Marie, âgée de 5 ans, entre à Trousseau le 2 septembre 1898 pour une otorrhée gauche, datant de 6 mois et consécutive à une rougeole.

L'écoulement avait cessé il y a six semaines, lorsque apparut une tuméfaction rétro-auriculaire très marquée, accompagnée de douleurs violentes.

Actuellement on constate quelques millimètres derrière le sillon rétro-auriculaire une tuméfaction allongée verticalement, rouge, fluctuante. Une ouverture spontanée s'est produite sur l'abcès il y a quelques jours. Il s'en échappe un liquide purulent fétide.

Opération le 21 septembre. Incision rétro-auriculaire.

Perforation spontanée de la mastoïde à quelques millimètres au-dessus de la crête sus-mastoïdienne. Trépanation au lieu d'élection. L'antre est rempli de masses cholestéatomateuses nageant dans un pus séreux. Ouverture de la caisse d'où l'on retire l'enclume cariée. Les autres os n'ont pas été vus.

Le 11 octobre 1898 très bon état. Aucun point dénudé.

Revue le 19 septembre 1900. L'enfant est complètement guérie depuis quinze mois. Il reste une grande cavité rétro-auriculaire complètement épidermisée. Bon état général. Jamais de toux.

Obs. LVIII. — *Otite chronique droite. Opération radicale (Stacke). Apophyse éburnée contenant des cholestéatomes. En traitement.*

God..., Henri, 15 ans, entre à l'hôpital Trousseau le 3 mai 1900. Otorrhée droite depuis l'âge de 2 ans, après une rougeole. Soigné à la consultation des maladies de l'oreille depuis cette époque, ne guérit pas, est envoyé dans le service.

Actuellement il existe une légère otorrhée. La région mastoïdienne n'est ni tuméfiée, ni rouge, ni douloureuse.

Opération le 3 mai 1900. A la trépanation, on trouve quelques petites cellules mastoïdiennes remplies de pus. A la base de la mastoïde l'os paraît éburné. Opération de Stacke. L'antre est représenté par une petite cavité au milieu des tissus éburnés et contient des cholestéatomes. La dure-mère est à nu au-dessus et en arrière de cette cavité, vers le sinus.

Le 26 juillet, la plaie était en bon état. Peu de suppuration.

Obs. LIX. — *Otite chronique gauche. Opération radicale. Cholestéatome. Guérison.*

Boul..., Jules, 10 ans, entre à Trousseau le 15 mars 1899. Père tuberculeux. L'écoulement de l'oreille gauche date de deux ans. En même temps douleurs, bourdonnements. Il y a un mois formation d'une tuméfaction mastoïdienne.

Actuellement le pavillon de l'oreille gauche est déjeté en dehors par une tuméfaction qui fait saillie dans le conduit. La palpation est douloureuse. La douleur spontanée va jusqu'à la nuque.

Opération le 15 mars. Incision rétro-auriculaire. Pas de pus. Les tissus sont très œdématiés. Au voisinage de l'épine de Henle existe une perforation spontanée de la dimension d'une pièce de 20 centimes. Trépanation de l'antre et de la caisse. Le tissu osseux est très friable. On retire avec la curette des masses cholestéatomateuses très abondantes. Pansement iodoformé.

Sortie le 19 octobre. La cicatrisation est à peu près complète, le conduit est rétréci.

Obs. LX. — *Otite chronique gauche. Trépanation spontanée de l'antre et de la caisse. Cholestéatome. En traitement.*

Reithl..., Jeanne, 12 ans, est opérée le 11 juillet pour une otorrhée chronique gauche datant de 5 ans et s'accompagnant de phénomènes mastoïdiens. La région mastoïdienne est rouge, fluctuante. A l'incision rétro-auriculaire s'échappe un pus abondant, vert, bien lié. On arrive sur une énorme cavité pleine de cholestéatomes et largement ouverte dans le conduit. La trépanation est faite complètement. Sort de l'hôpital après l'opération. Est encore en traitement.

Obs. LXI. — *Otite chronique gauche. Opération radicale. Cholestéatome. En traitement.*

Web..., Emile, 6 ans et demi, entre à Trousseau le 5 avril 1900 pour une otite chronique gauche qui a débuté à deux mois. Incision de Wilde d'un abcès rétro-auriculaire à 3 ans.

Opération radicale le 5 avril. Perforation spontanée au lieu d'élection. Trépanation par laquelle on pénètre dans une cavité spacieuse formée par l'apophyse, l'antre et l'aditus remplis de masses cholestéatomateuses. La caisse est pleine de granulations et de pus. Un éclat osseux met la dure-mère à nu en haut.

Depuis cette époque vient régulièrement au pansement.

Obs. LXII. — *Otite chronique droite. Opération radicale. Cholestéatome de la caisse. En traitement.*

Bl... Julie, 12 ans, écoulement d'oreille depuis l'âge de 5 ans, entre à Trousseau le 25 mai 1900. On constate que la mastoïde est déprimée. La trépanation au point d'élection montre que le sinus volumineux arrive presque derrière le conduit. La caisse est pleine de masses cholestéatomateuses.

Sortie le 8 juillet. Il reste une cavité étroite et profonde saignant facilement.

Le 7 septembre, bon état, très peu de pus.

Obs. LXIII. — *Otite chronique gauche. Fistule mastoïdienne. Opération radicale. Cholestéatome. Terminaison inconnue.*

Cl... Charles, 9 ans, soignée fin novembre 1898. Il y a trois ans, l'enfant a souffert d'un abcès de la région mastoïdienne gauche qui fut ouvert par un médecin. Ce n'est qu'après l'ouverture de cet abcès que se manifesta un écoulement d'oreille. A son arrivée à Trousseau, le malade présente une otorrhée gauche abondante et une fistule mastoïdienne dans le sillon rétro-auriculaire.

Incision passant par la fistule. On trouve à la corticale externe une perforation large comme une pièce de vingt centimes située entièrement en arrière du lieu d'élection. Trépanation de l'antre en ce point d'élection. On tombe sur une énorme cavité ayant détruit presque tout le rocher et remplie de cholestéatomes. Ouverture de la caisse où l'on ne trouve pas trace d'osselets. Curettage. Pansement iodoformé.

L'enfant n'est pas revenu au pansement.

Obs. LXIV. — *Otite chronique droite. Fistule. Opération radicale. Cholestéatome. Guérison.*

Bouch... Lucien, 10 ans et demi, entre à l'hôpital Trousseau le 28 juin 1898. Aucun antécédent héréditaire à signaler. L'enfant a eu la rougeole à 4 ans. L'oreille droite est le siège d'un écoulement depuis un an. Il y a quatre semaines sans modifications de l'écoulement, la région mastoïdienne s'est tuméfiée, il s'est formé un abcès qui a été incisé en ville. A la suite de cette incision, est restée une fistule.

Actuellement, on constate que cette fistule siège sur une horizontale passant par la partie supérieure du conduit. Écoulement d'oreille abondant. Il n'existe pas de douleur à la pression au niveau de l'apophyse mastoïde. Dans le conduit auditif externe, deux masses polypeuses paraissent sortir de la caisse et obstruent le fond du conduit.

Opération le 30 juin 1898. Incision rétro-auriculaire. La corticale présente au lieu d'élection une perforation large comme une lentille. En enfonçant une mèche dans le conduit pour étancher le sang, on fait sortir un jet de pus grumeleux et fétide par la perforation.

Trépanation de l'antre rempli de pus avec des masses cholestéatomateuses. En arrière, dans le fond de la trépanation, un petit pertuis fongueux conduit sur le sinus latéral, à nu sur l'étendue d'une pièce de 20 centimes.

Trépanation de la caisse. Aucune trace des osselets.

Sort le 10 janvier en bon état.

Complètement guéri le 17 juin 1899.

Obs. LXV. — *Otite chronique droite. Opération radicale. Cholestéatome. Guérison probable.*

F... Lucien, 11 ans et demi, entre à l'hôpital Trousseau le 20 octobre 1898. Ecoulement de l'oreille droite datant de deux ans et ayant déjà donné des accidents mastoïdiens qui nécessitèrent une intervention en 1896 dans un autre hôpital. Malgré la trépanation simple faite alors, l'écoulement continue et il subsiste une fistule rétro-auriculaire. Du reste, état général très bon, pas de douleurs.

Le 21 octobre, incision rétro-auriculaire passant par la fistule, on arrive dans une cavité au niveau de l'antre, puis on pénètre dans la caisse remplie de masses cholestéatomateuses. Le conduit osseux est en partie comblé par de l'hyperostose.

En décembre 1898, on doit de nouveau curetter la caisse, remplie de bourgeons charnus.

Depuis, l'état local était très bon lorsque l'enfant cessa de venir au pansement en mars 1899.

Obs. LXVI. — *Otite chronique droite. Opération radicale. Cholestéatome. Terminaison inconnue.*

Fr... Achille, 2 ans, entre à Trousseau le 4 novembre 1899. Pas d'antécédents héréditaires. Rougeole, il y a un an diarrhée infantile. A la suite de la rougeole s'établit un écoulement fétide des deux oreilles. Il y a quinze jours, dit la mère, choc de la région mastoïdienne droite contre une table. Elle attribue à ce traumatisme des douleurs vives et des vomissements apparus alors. Bientôt tuméfaction derrière l'oreille droite. Fièvre intense. Un médecin appelé porte le diagnostic « d'oreillons ». Deux jours après, incision simple de l'abcès dans un dispensaire.

Actuellement, tuméfaction de la région mastoïdienne qui est rouge ; le pli rétro-auriculaire n'est pas effacé. La pression fait sourdre un peu de pus par l'incision cutanée. Cette pression est très douloureuse. Chute de la paroi postéro-supérieure du conduit. La traction du pavillon est peu douloureuse. Par le conduit sort du pus fétide et sanguinolent.

6 *novembre*. Opération. Evidement des cellules mastoïdiennes. Nettoyage de l'antre à la curette.

Dans la caisse existent des masses cholestéatomateuses.

Sur le protecteur de Stacke, on fait sauter la paroi postérieure du conduit auditif osseux.

L'enfant n'a pas été ramené au pansement.

Eburnation mastoïdienne.

Obs. LXVII. — *Mastoïdite antérieure. Trépanation simple. Récidive. Curettage. Guérison.*

Jol... Emile, 13 ans, entre à l'hôpital Trousseau le 1er juin 1899. Opéré en mars 1898 d'une mastoïdite aiguë, gauche, suite de grippe. Il y a huit jours environ que l'enfant a commencé à souffrir de l'oreille gauche. Insomnie. Pas de fièvre. La douleur spontanée se propage derrière l'oreille. Trois jours après, la région rétro-auriculaire devient le siège d'une tuméfaction qui augmente rapidement.

Actuellement on constate que le pavillon de l'oreille gauche est fortement déjeté en dehors, soulevé par un gonflement qui occupe non seulement la région rétro-auriculaire, mais empiète aussi sur la région temporale et se termine en arrière au-dessous de la mastoïde. Cette tuméfaction, occupée en son centre par la cicatrice ancienne, est rouge, chaude, très douloureuse à la pression. On y perçoit nettement de la fluctuation. Au-dessous toute la chaîne ganglionnaire du sterno-mastoïdien est douloureuse et très développée. Le ganglion pré-auriculaire, les ganglions sous-maxillaires sont engorgés du même côté. Pas de maux de tête, pas de paralysie faciale, pas de troubles oculaires.

La langue est un peu chargée, température 38°.

Bon état général. Pas de tuberculose pulmonaire.

Opération le 1er juin 1899. Incision sur l'ancienne cicatrice. Ouverture d'un abcès, gros comme une noix, à pus bien lié. Au lieu d'élection, dénudation osseuse, large comme une lentille. Evidement à la curette et au ciseau. Os éburné sans cavité. L'oreille ne présente pas d'écoulement. Pansement iodoformé. Guérison rapide.

Revu le 19 septembre 1900. La guérison est parfaite. La cavité rétro-auriculaire est comblée presque complètement. L'enfant ne tousse pas, son état général est très bon. Il n'y a pas de paralysie faciale.

Obs. LXVIII. — *Otite chronique droite. Opération radicale. Guérison.*

Jam... Marius, 10 ans, écoulement de l'oreille droite datant de trois ans. En novembre 1898, apparition de douleurs de tête très violentes. Pas de phénomènes mastoïdiens. Malgré ces signes peu nets, par crainte de complications intracraniennes, le 30 novembre 1898, opération radicale. Apophyse éburnée.

Revu le 19 septembre 1900. Guérison complète depuis un an. Pas de paralysie faciale. L'enfant ne tousse pas, et son état général est devenu très bon. Il reste derrière l'oreille une cavité où l'on pourrait introduire une plume d'oie, cavité complètement épidermisée du reste.

Obs. LXIX. — *Otite chronique droite. Opération radicale. En traitement.*

Guy... Charles, 10 ans et demi, entre à l'hôpital Trousseau le 11 janvier 1900. La mère est morte tuberculeuse. Un frère est mort de méningite. L'otorrhée droite semble s'être manifestée à la suite de la coqueluche à l'âge de 2 ou 3 ans. Traitée à la consultation des maladies de l'oreille. Est envoyée par M. Boulay avec la note suivante : « Vieille otite chronique à trépaner. Le tympan et les osselets ont disparu. »

Pas de tuméfaction rétro-auriculaire ni de douleur.

Opération le 11 janvier. Pas de pus sous les tissus sous-cutanés. On arrive sur l'os éburné. Trépanation au point d'élection. Ouverture de l'antre qui est petit et qui contient des fongosités. La trépanation est continuée en bas le long du massif du facial pour évider quelques cellules antérieures de la mastoïde. Puis ouverture de la caisse. Pendant cette trépanation au ciseau, l'os éclate suivant une ligne oblique en bas et en avant qui semble passer par le massif du facial, mais la fissure semble peu profonde. Pansement à la gaze stérilisée.

Après l'opération, bon état général, pas trace de paralysie faciale. Inoculation à un cobaye. Négative.

Encore en traitement.

Obs. LXX. — *Otite chronique gauche. Paralysie faciale. Opération radicale. Guérison.*

Lep... Armand, 11 ans, entre à Trousseau le 10 août 1898. Pas d'antécédents héréditaires à signaler. Les deux oreilles sont atteintes d'otite suppurée depuis deux ans. Depuis deux mois l'écoulement avait pris une prédominance marquée du côté gauche, lorsqu'il y a huit jours cet écoulement disparut en même temps que se produisait une tuméfaction rétro-auriculaire.

Actuellement on constate cette tuméfaction qui s'étend jusqu'à trois travers de doigt au-dessus du sommet du pavillon. Celui-ci est déjeté en dehors. La douleur est très vive à la pression sur cette tuméfaction. Il existe une paralysie faciale complète gauche et un œdème considérable de la région sous-angulo-maxillaire s'étendant jusqu'à la commissure buccale. Facies altéré. Pouls rapide bien que la température ne dépasse pas 38°.

Opération le 10 août. Trépanation de l'antre et de la caisse. La mastoïde est éburnée, et l'antre difficile à trouver. Le décollement du périoste mastoïdien est très étendu, le pus abondant et fétide. Les osselets cariés sont difficiles à reconnaître.

Les pansements ultérieurs montrent que la plaie est en excellent état. La paralysie faciale est en voie d'amélioration. Le 27 septembre, à la suite de pansements faits irrégulièrement, on doit faire le curettage de bourgeons charnus qui obstruent l'orifice rétro-auriculaire. Pansement iodoformé.

Revu complètement guéri en août 1899.

Obs. LXXI. — *Otite chronique gauche. Opération radicale (Stacke). En traitement.*

Desn..., Adrien, âgé de 11 ans et demi, entre à Trousseau le 26 juillet 1900. Pas d'antécédents héréditaires à signaler. L'enfant a eu la rougeole à 2 ans et demi, la fièvre typhoïde à 4 ans. A 5 ans, sans cause connue, apparaît une otorrhée gauche qui, depuis, a toujours continué avec des intermittences plus ou moins longues.

Depuis quelques jours une douleur vive rétro-auriculaire et une tuméfaction mastoïdienne se sont manifestées accompagnées d'un écoulement modéré.

Actuellement on constate une légère déviation de la tête à droite.

Le pavillon de l'oreille n'est pas déjeté en dehors, le sillon rétro-auriculaire est normal. La traction du pavillon de l'oreille est peu douloureuse. Tuméfaction mastoïdienne de la grosseur d'une noisette très sensible à la pression non fluctuante.

Opération le 25 juillet. Incision rétro-auriculaire. Un peu de pus sous les parties molles. Trépanation au lieu d'élection. L'apophyse est éburnée. On s'aperçoit alors que l'antre est extrêmement petit et que le sinus est presque au contact de la paroi postérieure du conduit. Ouverture de la caisse par le Stacke, l'aditus étant à peine visible.

Sortie le 29 juillet 1900. Est en bonne voie de guérison.

Obs. LXXII. — *Otite chronique droite. Opération radicale. Guérison.*

Vaud..., Georges, 7 ans, entre le 23 juin 1900 à Trousseau avec une otorrhée double surtout accentuée à droite. Douleur à la pression sur la mastoïde jusqu'à la pointe.

Opération le 23 juin. Opération radicale. Apophyse éburnée. Le 8 septembre il reste une cavité grosse comme une noisette presque complètement sèche.

OBS. LXXIII. — *Otite chronique droite. Opération radicale (Stacke). Apophyse éburnée. En traitement.*

Aug..., Louis, 12 ans et demi, entre à Trousseau le 12 mars 1900, pas d'antécédents héréditaires à noter. L'enfant a eu la rougeole à 4 ans. Il y a neuf mois qu'un écoulement de l'oreille droite se manifesta sans cause appréciable. Pus fétide, abondant.

Actuellement écoulement de pus jaunâtre, d'odeur fade. La pression sur la mastoïde est peu douloureuse.

Opération le 12 mars. Pas d'abcès superficiel. L'apophyse est déprimée au niveau de la suture pétro-squameuse. L'os est éburné, mais il existe un antre vaste et la pointe de la mastoïde est pleine de pus. L'aditus est difficile à trouver. Ouverture par le Stacke.

L'enfant est encore en traitement.

Abcès sous-dural.

OBS. LXXIV. — *Otite chronique droite. Trépanation simple. Abcès sous-dural. Guérison.*

Car..., 48 ans, est pris le 27 septembre 1897 d'épistaxis, puis de douleurs de tête et d'oreille du c[illegible] droit ; le 6 octobre, douleurs très intenses dans la région mastoïdienne.

Du 6 au 12, les douleurs augmentent, la température oscille entre 38 et 39°. Le conduit est œdématié et l'examen de l'oreille difficile.

Le 1er novembre, est soigné pour furonculose du conduit, mais il existe toujours de vives douleurs de tête, notamment dans la région mastoïdienne où il n'y a toujours aucun signe physique.

Le 29 février, ouverture spontanée d'une collection suppurée de la caisse sans disparition des douleurs. La température oscille entre 37°,5 et 38°,5.

Le 10 mars, trépanation de l'apophyse. Abcès sous-dural (streptocoque et pneumocoque). La température tombe immédiatement. Il persiste quelques douleurs jusqu'au 28 mars. Elles disparaissent alors.

La cicatrisation est faite complètement en octobre 1898.

Obs. LXXV. — *Otite chronique gauche. Opération radicale (Stacke). Abcès sous-dural. Guérison.*

Diev..., Jeanne, 7 ans, entre à l'hôpital Trousseau le 9 février 1897. Son père est tuberculeux. Sur 7 enfants, 3 sont morts, tous présentent des traces de bacillose. Au cours d'une otorrhée gauche ancienne, la malade a présenté en décembre 1896 une céphalée intense et une fièvre vive. La douleur se localise quelques jours après dans la région mastoïdienne gauche, accompagnée d'une déviation de la tête à droite. En même temps, vomissements alimentaires, constipation, insomnie, puis apparition d'une tuméfaction rétro-auriculaire avec rougeur de la peau. Il y a 12 jours, incision de cette tuméfaction, écoulement d'un pus jaune verdâtre, fétide. L'écoulement d'oreille disparaît presque complètement. Deux ou trois jours après l'incision, la céphalalgie se manifeste de nouveau, plus intense, et on amène le malade à l'hôpital.

A son entrée, on constate en arrière du conduit, à 2 centimètres environ du sillon rétro-auriculaire, un orifice de 3 à 4 millimètres de long, par lequel sort un pus mal lié en assez grande abondance. La douleur est continuelle, bien que l'enfant ait été un peu soulagée par l'incision de Wilde.

Perte d'appétit. Vomissements. Vertiges. Température élevée.

Le 9 février 1897, incision rétro-auriculaire au niveau de la fistule. La paroi osseuse au point d'élection présente une perforation spontanée de la grosseur d'une tête d'épingle par où sort continuellement du pus. Ouverture de l'antre, évidement de la pointe de la mastoïde. On voit alors que le sinus latéral est dénudé, la corticale interne n'existant plus.

En évidant l'os carié en avant de lui, la curette pénètre dans une poche située à la face interne du rocher et contenant au moins deux cuillerées à soupe de pus bien lié et très fétide. Cela fait, on ouvre la caisse par le *procédé de Stacke*, l'aditus étant difficile à voir par la plaie rétro-auriculaire. Curettage. Puis sur le protecteur on fait sauter en haut, puis en avant et en dedans contre le rocher, la paroi de l'abcès intracranien. La curette s'enfonce à environ 4 centimètres. Drainage.

Les jours suivants, l'état général s'améliore très rapidement. Le 20 février, on retire le drain, il s'écoule encore une grande quantité de pus. Lavage à l'eau boriquée. Autre drain. Le 27 février on supprime le drainage. Tous les phénomènes cérébraux ont disparu. Guérison définitive le 20 octobre 1897.

Phlébite du sinus.

Obs. LXXVI. — *Otite chronique gauche. Opération radicale. Séquestre mastoïdien. Abcès sous-dural. Phlébite du sinus. Mort.*

Daub... Gabriel, 13 ans, entre à l'hôpital Trousseau le 30 juillet 1899. Pas d'antécédents héréditaires. A l'âge de 6 ans, l'enfant a subi une opération pour des ganglions tuberculeux de l'aisselle, au Brésil.

A la suite de douleurs dans l'oreille gauche, il y a six mois, plusieurs polypes ont été extirpés, mais depuis ce temps les douleurs continuent et l'écoulement fétide est constant; cependant, il y a 4 jours, cet écoulement a diminué en même temps que de vives douleurs se manifestaient et qu'apparaissait un gonflement rétro-auriculaire. Actuellement, derrière l'oreille gauche, on peut constater un abcès au niveau de la mastoïde. Autour de cet abcès, infiltration œdémateuse. La pression est douloureuse. L'enfant est abattu, il a de l'inégalité pupillaire; la température est de 39°,2, enfin on a constaté ces jours derniers des secousses se répétant fréquemment dans sa jambe droite.

Opération : incision dans le sillon rétro-auriculaire. Issue d'une grande quantité de pus rougeâtre à odeur fétide. Rugination et issue d'une nouvelle quantité de pus sous-périosté. Trépanation de l'antre au point d'élection. L'os est friable et, sous le ciseau, sort de nouveau du pus. L'antre est nettoyé à la curette et l'exploration à la sonde cannelée montre que son plafond est détruit en partie, extrêmement friable et qu'il existe une collection sous-dure-mérienne. Sur le protecteur, on fait sauter le pont osseux qui ferme l'aditus entre l'antre et la caisse qui est remplie de fongosités et de pus. Les osselets ne sont pas reconnus parmi les parcelles osseuses que ramène la curette, mais on extirpe un séquestre de la taille d'un gros pois qui laisse une grande cavité en dedans et en arrière dans le rocher. Sur la paroi interne et supérieure de ce séquestre se voit une gouttière, trace probable d'un canal semi-circulaire. Le protecteur introduit de nouveau dans l'antre ne pénètre pas du côté de la pointe mastoïdienne où il n'y a pas de cellules, l'os est très dur. Mais en arrière, son introduction est très facile, il est libre dans un très grande cavité. L'extirpation de la paroi osseuse superficielle mastoïdienne permet de voir alors que la corticale interne a disparu et que de l'antre le protecteur a passé directement entre la dure-mère et la partie postérieure du rocher. Le sinus est décollé, mais il bat. Les battements font sortir le pus de l'abcès et soulèvent le protecteur. Agrandissement de la trépanation en haut et en arrière. Large drainage.

Les phénomènes généraux ne diminuent pas après l'intervention, la température reste aux environs de 40°.

Mort le 1er août à 10 heures du soir.

L'autopsie n'a pu être faite que partiellement. Elle a permis de constater que le rocher était perforé au niveau des abcès des fosses cérébrale et cérébelleuse, qu'il existait un double abcès sous-dure-mérien dans ces deux fosses, enfin qu'il y avait un caillot volumineux obstruant le sinus latéral, dont la paroi elle-même un peu rugueuse en dedans au niveau du rocher n'était ni épaissie, ni perforée.

Obs. LXXVII. — *Otite chronique droite datant de cinq ans. Opération radicale. Abcès sous-dural. Phlébite pariétale du sinus latéral. Mort.*

Garn... Robert, 7 ans, entre à l'hôpital Trousseau, salle Legendre, le 30 mai 1900. Le père est mort tuberculeux, la mère est cardiaque. Deux autres enfants sont bien portants. Les accidents du côté de l'oreille droite sont survenus à l'âge de deux ans, après une rougeole; depuis, il y a toujours eu écoulement, que la mère soignait par des injections d'eau boriquée.

Il y a huit jours environ que l'enfant se plaint de céphalalgie et de douleurs d'oreille.

A l'examen, on constate que l'apophyse est douloureuse à la pression. L'enfant est abattu, la peau est brûlante. Température 39°,5. En présence de ces phénomènes l'opération est décidée immédiatement et pratiquée par M. Broca.

Incision des parties molles, pas d'œdème, pas de pus. Trépanation de l'apophyse mastoïde au point d'élection. A l'ouverture de l'antre, issue d'un pus consistant, grumeleux, extrêmement fétide. Après agrandissement de la brèche à sa partie inférieure et postérieure, on voit sourdre du pus animé de battements. Ce pus sort par un pertuis qui conduit dans la gouttière du sinus latéral. Le sinus se décolle facilement vers la partie inférieure, et sa face externe est recouverte d'un magma consistant, formant la paroi d'un abcès extra-dural. Le sinus a conservé ses battements.

La brèche osseuse est prolongée vers la partie inférieure de l'apophyse mastoïde et vers la caisse. L'os est friable. La curette ramène de la caisse, après destruction du pont osseux qui ferme l'aditus, du pus consistant, grumeleux. Pansement à la gaze iodoformée.

Le soir, le pouls est à 120. La température tombe à 38°,3. La langue est saburrale. Il existe une paralysie faciale nette, qui n'existait pas avant l'intervention.

1er *juin*. L'enfant est assoupi, attitude en chien de fusil. Pouls à 140, la température remonte à 39°,8. Pas de paralysie des membres.

2 *juin*. Pansement. Peu de pus. Aspect grisâtre, sphacélique de la plaie. Odeur fétide. La paroi du sinus frémit toujours sous le doigt. Pas de douleur ni d'empâtement le long du sterno-mastoïdien. La température reste à 39°.

5 *juin*. Pansement. Même état de la plaie. La température est de 39° le matin, de 38°,2 le soir. Légère amélioration. Pansement tous les deux jours.

Le 18 *juin*, l'état général s'aggrave considérablement. Le pouls très rapide est irrégulier. Agitation, cris inarticulés, vomissements par régurgitation. Pas d'œdème ni de gonflement du cou. A l'auscultation, râles sous-crépitants de broncho-pneumonie généralisée. Foyer de submatité à la base droite en arrière.

Le 10 juin. La mort survient le soir, après une légère détente dans la journée.

Autopsie le 20 juin. Ouverture du crâne. Pas de méningite. Le cerveau est enlevé, il n'y a pas d'abcès. Le cervelet est sain, mais on peut constater que la dure-mère est adhérente à la partie supérieure de la loge cérébelleuse. Il existe un double foyer de périphlébite : l'un à peu près au milieu de la portion descendante du sinus, l'autre à sa partie supérieure, au niveau du coude. En ce point, et là seulement, la paroi interne du sinus est rouge et recouverte d'un petit caillot adhérent qui se prolonge jusqu'à la partie moyenne du sinus pétreux supérieur. La lumière n'est obstruée en aucun point, la jugulaire paraît saine. L'examen des poumons montre une broncho-pneumonie généralisée surtout à droite, où il existe un gros abcès contenant du pus, d'odeur fétide. Rien dans le cœur. Foie et reins blanchâtres.

Obs. LXXVIII. — *Otite moyenne chronique gauche. Phlébite et périphlébite du sinus latéral avec abcès extra-dural. Opération radicale. Mort.*

Ho... Lucie, 10 ans et demi. Entre à la salle Valleix le 30 novembre 1899. Rien dans les antécédents héréditaires. A trois ans, a eu la rougeole et la variole. Vers l'âge de 7 ans, fut opérée par M. Broca de ganglions tuberculeux du cou. L'écoulement d'oreilles double date de 3 ans environ. Depuis douze jours, cet écoulement s'est localisé à gauche et est devenu plus abondant. En même temps apparurent des phénomènes généraux, fièvre, inappétence. L'enfant accusait une douleur au côté droit de la tête. A son entrée, on constate qu'à gauche la région rétro-auriculaire est fortement tuméfiée, rouge, chaude et douloureuse. Le pavillon est écarté et derrière lui, au niveau de la base de l'apophyse mastoïde, se trouve un gros abcès très fluctuant. Autour de cette collection purulente, la région est infiltrée et œdématiée. La pression est douloureuse à la base et aussi à la pointe de la mastoïde. Un peu de délire. Température 40°,4.

Le 1er décembre 1899. Opération. Incision rétro-auriculaire. Issue d'une grande cuillerée de pus noirâtre, d'odeur très fétide. Perforation spontanée un peu au-dessous et en arrière du point d'élection.

Trépanation au point d'élection. Ouverture d'une grande cavité formée par l'antre et les cellules mastoïdiennes supérieures. Cette cavité, de la taille d'une petite noisette, renferme une masse cholestéatomateuse, qui est enlevée et inoculée à un cobaye (celui-ci sacrifié au bout d'un mois ne présente aucune trace de tuberculose). Puis, sur le protecteur, ouverture de l'aditus et de la caisse. La curette ramène la tête du marteau. La queue du marteau et l'enclume ont disparu.

Cherchant ensuite à la partie inférieure, on aperçoit une gouttelette de pus venant de la pointe de l'apophyse. Celle-ci est évidée largement, le sinus est mis à nu, il est animé de battements.

2 décembre. La température, descendue à 37°,5, remonte à 40°, l'enfant a du délire ; elle passe une nuit agitée, pouls rapide et petit.

3 *décembre*. Le pouls est meilleur, l'état général semble moins mauvais.

4 *décembre*. Mort à 8 heures du matin.

A l'autopsie, on constate l'évidement complet de la mastoïde. Le sinus latéral est rempli d'un caillot purulent qui semble récent. Au niveau de sa portion excavée qui plonge dans la mastoïde, existe une périphlébite avec épaississement considérable de la paroi sinusienne en avant. Un magma fibrineux est la trace de l'abcès extra-dural primitif. Au centre de cette plaque existe une petite perte de substance où s'engage le stylet qui pénètre ainsi dans la cavité du sinus.

Gangrène pulmonaire des deux poumons avec pleurésie putride. Foie infectieux énorme.

L'examen du sinus fait au laboratoire de M. Letulle a donné les résultats suivants :

A l'examen macroscopique, le sinus volumineux semble distendu et épaissi surtout au niveau de la paroi inférieure. Il existe une petite perforation comme un grain de mil d'où s'échappe un pus verdâtre et épais. A la coupe, l'organe est le siège d'une thrombose suppurée manifeste. L'examen histologique à un faible grossissement montre que la paroi inférieure adhérente à la dure-mère est très fortement épaissie. Il existe au-dessous de la couche limitante interne une région formée d'un tissu conjonctif riche en vaisseaux de nouvelle formation, c'est la trace d'une ancienne phlébite. Au-dessus de cette couche caractéristique, on trouve une couche fibrineuse avec de nombreux leucocytes, indice certain d'un processus phlébitique récent.

La lumière de la coupe ne présente qu'un petit caillot flottant. La paroi du sinus en dehors du point que nous avons signalé est couverte d'une épaisse couche de leucocytes mêlés à des globules rouges. Au niveau de la perforation, les tuniques sinusiennes sont infiltrées dans toute leur épaisseur par les leucocytes. Les couches de la paroi mal colorables sont en état de nécrose manifeste. Une ou deux artérioles de la paroi du sinus montrent un épaississement manifeste de leur tunique interne, indice d'une endartérite ancienne. Quelques vaisseaux lymphatiques distribués irrégulièrement dans la paroi sont gorgés de leucocytes.

En somme, il s'agit d'une phlébite ancienne, à laquelle est venu se surajouter un processus suppuratif récent.

Méningite.

Obs. LXXIX. — *Otite moyenne chronique gauche. Séquestre mastoïdien. Méningite. Mort.*

Dub..., Gabriel, âgé de 2 ans, entre à la salle Legendre le 16 mai 1899. Père tuberculeux. Rien de particulier dans les antécédents personnels. C'est en décembre 1898 que l'oreille gauche commença à couler. Depuis deux mois l'écoulement est plus abondant. C'est un liquide louche mêlé de sang. Cet écoulement a augmenté encore dans les derniers jours. Instillation d'huile phéniquée sans résultat.

Au niveau de l'extrémité inférieure du radius gauche, petite gomme tuberculeuse. De plus, l'enfant paraît présenter les premiers symptômes d'une méningite tuberculeuse : inégalité pupillaire, strabisme, cris aigus pendant la nuit. Il est couché en chien de fusil, fuit la lumière. Le ventre est rétracté, les muscles de la nuque contracturés. Constipation opiniâtre. Pas de vomissements.

En présence de ces symptômes, étant donné l'écoulement de l'oreille, une douleur à la pression de la région mastoïdienne vers son 1/3 moyen, l'intervention s'impose. On peut se trouver en présence d'accidents pseudo-méningitiques.

Le 17 mai. Opération. L'incision mène sur un foyer sous-cutané contenant du pus épais, décollant la paroi postérieure du conduit. L'os présente une teinte gris rougeâtre et ne saigne pas.

Trépanation au lieu d'élection. L'antre est rempli de pus concret, crémeux. Les cellules mastoïdiennes bien développées sont nettoyées à la curette. Celle-ci ramène un séquestre formé par la partie inférieure de la mastoïde. On a alors une grande cavité en partie osseuse, en partie limitée par la dure-mère en haut. Dans le fond de l'excavation, on voit une lamelle gris jaunâtre qui paraît limiter le massif carotidien ; il n'est pas possible de pousser plus loin la trépanation. Tamponnement.

26 mai. On enlève le pansement, les phénomènes généraux n'ayant pas diminué. En arrière, du côté du sinus, il reste une lamelle osseuse noirâtre, nécrosée ; non mobile. L'enfant meurt le soir.

A l'autopsie, la dure-mère est épaissie au niveau du toit de l'aditus et dans la fosse cérébelleuse. Pas d'abcès sous-dural, mais rougeur diffuse des méninges s'étendant jusqu'au delà de la ligne médiane au niveau du cerveau. Traînées lactescentes le long des vaisseaux. Rien de particulier dans les organes, pas de tuberculose pulmonaire.

Abcès cérébral.

Obs. LXXX. — *Otite chronique gauche. Opération radicale (Stacke). Abcès cérébral. Guérison.*

Chich...., Jean, 15 ans et demi, entre à l'hôpital Trousseau le 8 juin 1900. Pas d'antécédents héréditaires intéressants. A eu la rougeole à 5 ans. A 6 ans introduction d'un corps étranger (papier) dans l'oreille gauche pendant son sommeil. A la suite de l'extirpation de ce corps étranger, légère hémorrhagie, lavage à l'eau boriquée par la mère. Deux mois après, débute un léger écoulement purulent durant trois mois.

A l'âge de huit ans, l'enfant présenta des crises douloureuses à début auriculaire et durant plusieurs heures. Guérison par l'huile phéniquée. Depuis, l'écoulement est intermittent et est soigné à la consultation des maladies de l'oreille à l'hôpital Trousseau. On l'envoie dans le service le *trente mai 1900* pour qu'il soit pratiqué une opération radicale.

Le même jour opération. L'apophyse est scléreuse. L'os est épais partout. Le conduit est rétréci. L'antre est difficile à trouver. L'aditus est trop petit pour recevoir le protecteur et l'on est obligé de faire le Stacke.

Le 4 juin on fait le pansement. Peu de pus. La cavité saigne facilement.

Le 8 juin, le malade ne peut venir seul se faire panser.

Il se plaint de céphalée, courbatures, inappétence. La langue est blanche. Il existe une constipation opiniâtre. De plus, la mère a constaté chez lui des moments d'absence et de délire.

On garde alors l'enfant dans le service pour le tenir en observation. On peut voir alors qu'il existe une paralysie faciale incomplète du côté gauche. Il y a de l'inégalité pupillaire, de la céphalée très vive. Pas de vomissements. Aucun trouble du côté de la motricité des membres, mais diminution générale de la sensibilité à la douleur.

Le malade répond difficilement aux questions qu'on lui pose. Dans la nuit du 8 au 9, insomnie, agitation, cris.

Le 9 juin, température du matin 38°. Pouls 90. Température du soir 38°,5. L'état est stationnaire. Dans la nuit, vive agitation, délire. Piqûre de morphine.

Le 10 juin, température 38°,1 le matin, 37°,4 le soir. Le pouls est lent, 68, mais régulier. La somnolence est complète. Il est difficile d'obtenir une réponse et le malade emploie des mots les uns pour les autres. A la question : « As-tu mal à la tête? » il répond : « J'ai faim à la tête ». Pas d'appétit. Vomissements à 10 heures du matin.

Le 11 juin. Température du matin 37°,1. Pouls très lent à 50. Régulier. La pupille gauche dilatée ne réagit pas à la lumière.

Opération. — Anesthésie chloroformique. Après avoir fait sauter l'os au-dessus de l'aditus, au niveau de la fosse temporale, et avoir agrandi la brèche à la pince gouge, on voit la dure-mère qui bombe manifestement et paraît un peu exubérée. Le cerveau bat peu.

Perforation à la sonde cannelée. Il sort immédiatement un pus gris verdâtre, grumeleux, à odeur très fétide. Drainage. La poche avait à peu près les dimensions d'un œuf de poule.

Aussitôt après l'opération, la pupille gauche se rétrécit un peu et devient sensible à la lumière. Le 12 juin la température du matin est de 37°,4. Pouls à 70. L'enfant est conscient et répond aux questions qu'on lui pose.

Pansement; le drain étant bouché par des grumeaux il est sorti fort peu de pus. On déplace le drain et une certaine quantité de pus très fétide s'échappe sous pression avec quelques bulles de gaz.

Le drain est changé. Température du soir 38°,0.

Le pus contient du vibrion septique.

Le 3 juillet, le malade quitte l'hôpital. La plaie va aussi bien que possible.

Le 8 septembre, la cavité est entièrement comblée; il reste au fond un petit bourgeon qui est cautérisé à l'acide chromique.

OBS. LXXXI. — *Otite droite aiguë, mastoïdite. Trépanation simple. Ouverture de la fosse cérébrale moyenne. Abcès sous-dural. Abcès cérébral. Guérison (Broca. Société de chirurgie).*

M. W..., âgé de 48 ans, est de bonne santé habituelle ; il nous signale seulement il y a deux ans une angine.

Surmené au commencement de 1899, il prend froid en mai, pendant un voyage à Paris, et reste alité durant quelques jours soigné pour une grippe. Il commence alors à souffrir de l'oreille droite, bientôt avec otorrhée ; est soigné à Lille par des injections boriquées, et à partir du 13 juin s'installe à Paris où il est soigné par le Dr Alfred Martin, dont voici la note :

« J'ai vu M. W... le 13 juin, il avait eu un mal de gorge un peu plus de 15 jours auparavant et en même temps de la surdité des deux côtés ; un côté s'était rétabli, tandis que de l'autre, sans douleurs, s'installait un écoulement peu abondant.

« La caisse semblait bien se vider ; lorsqu'il se mouchait un peu fort, l'air sortait par l'ouverture de la membrane du tympan, et bien vite, il ne restait plus de liquide dans la caisse ; l'apophyse n'était ni gonflée, ni sensible.

« Mais il y avait un état vertigineux qui n'était pas en rapport avec l'état de l'oreille.

« Sous l'influence des pansements, l'état général semblait très modifié, lorsque, le 21, il fut repris à nouveau d'état vertigineux et de mal de tête, l'apophyse toujours absolument indemne. Cependant, le 23, il était très bien, et le 25 au matin on le trouva dans le coma.

« Dès le premier jour j'avais fait un mauvais pronostic, sur l'énoncé duquel M. W... avait eu une syncope. »

Le 23 juin, l'otorrhée, assez abondante jusque-là, disparait presque complètement, mais la céphalalgie augmente.

Le 24 juin, malade somnolent le matin ; la torpeur augmente dans la journée ; M. W... se couche, refuse de se lever, et même de répondre aux questions.

Le 25 juin, la somnolence s'aggrave, la fièvre s'élève, et au milieu de la nuit mon ami A. Martin, que le Dr Spira avait mandé en toute hâte, est venu me chercher d'urgence. J'ai trouvé mon malade ne répondant à aucune question, poussant un grognement sourd avec ébauche de mouvement de défense quand j'appuyais sur la mastoïdite droite, au niveau de laquelle il n'y avait d'ailleurs aucun œdème ; température 39°,8, pouls 75, régulier et plein.

Le 26 juin, à deux heures du matin, je trépanai l'apophyse, qu'au niveau de l'antre je trouvai épaisse et dure, avec quelques fongosités dans l'antre. De parti pris, je fis sauter la table interne en haut et en arrière, et là, au niveau du sinus, je trouvai un abcès gros comme une noisette, plein de fongosités et d'un peu de pus épais.

Cela me parut suffisant pour expliquer les symptômes et j'en restai là. Il en résulta une amélioration remarquable par sa rapidité. Quatre heures après le malade parlait, répondait avec assez de précision aux questions. Il restait seulement un peu d'obscurité intellectuelle. Le matin, à huit heures, état général bon, température 36°,6. Urines abondantes.

La journée fut bonne; un peu de somnolence à partir de midi.

Les jours suivants, rien à signaler. La température cependant monte le soir de 37°,5 à 37°,9, mais l'appétit est bon, le malade se lève et se plaint seulement de douleurs entre l'oreille et l'apophyse ordinaire externe, à droite.

Le 4 juillet, la famille recommence à s'inquiéter, parce que l'appétit diminue et que, dans l'après-midi, il y a un peu de somnolence, que je n'ai d'ailleurs jamais constatée en venant voir le malade le matin.

Le 5 juillet, il est difficile d'obtenir de M. W... qu'il se lève, il refuse la nourriture, a une démarche indécise, prononce à peine quelques mots. Le pouls est à 60, un peu irrégulier. Pour la première fois mon interne, M. Barbarin, constate quelques mouvements convulsifs dans les doigts de la main gauche. Ils commencent par les phalanges, puis prennent toute la main et se terminent par un tremblement du membre supérieur. Depuis le 1er juillet, la température a pour maximum 37°.

Le 6 et 7, les phénomènes cérébraux augmentent, on note un peu de trouble dans la coordination des idées et surtout de la difficulté d'élocution. Les mouvements convulsifs des doigts sont observés, très fugaces, et ils cessent le 7.

Le 8, à 8 heures du matin, l'état rappelle, mais moins grave, celui du 25 juin ; le malade répond quelques mots quand on l'interroge fortement. Je conclus à l'existence d'une collection purulente intracranienne, et, séance tenante, j'opère, tout ayant été préparé la veille au soir.

Cette fois, j'opérais en plein jour, et je commençais par évider complètement la pointe de l'apophyse, que je trouvais, sous une corticale épaisse, pleine de fongosités ; je n'ouvris pas la caisse, puisqu'il s'agissait d'une otite aiguë. Je mis largement à nu la dure-mère en haut et en arrière et pendant ce temps de l'opération, une esquille poussée par le ciseau alla déchirer le sinus, qui fut tamponné à la gaze stérilisée. Après quoi, je continuais à mettre à nu la dure-mère, sous laquelle il y avait quelques fongosités autour du foyer ouvert le premier jour.

La dure-mère étant mise à nu sous le lobe temporal sur une étendue d'environ 4 centimètres sur 3, je l'explorai de la vue et du toucher: elle ne bombait pas, ses battements étaient normaux, en sorte que, en l'absence de tout signe spécial, je m'en tins là, bien décidé d'ailleurs à aller plus loin si les accidents continuaient.

La journée fut mauvaise, avec somnolence continuelle, avec de l'agitation des membres inférieurs, avec rétention d'urine, exigeant, le soir, le cathétérisme; après quoi, à 9 heures du soir, miction spontanée et involontaire ; température 36°,7; pouls à 88. A 11 heures, la respiration, calme et régulière jusque-là, s'accélère, devient bruyante et bientôt revêt les caractères du Cheyne-Stokes, avec arrêts de 20 à 30 secondes. Vers 3 heures du matin, elle redevint régulière, mais un hoquet s'installe qui fatigue beaucoup le malade.

Le 9, j'étais absent de Paris, et les accidents s'atténuèrent plutôt un peu, de sorte que M. Barbarin ne jugea pas utile de me faire revenir par télégramme. Le pouls battit le matin 76, le soir 88.

Mais le lendemain, nouvelle et rapide aggravation, et lorsque j'arrivais, le 10 juillet, à 4 heures, je trouvai un malade comateux, ne répondant à aucune excitation, avec une respiration singultueuse et irrégulière.

Quoique le pouls fût à 84 et la température à 37°, je conclus que presque certainement un abcès cérébral existait. Je défis le pansement, et de la pulpe de l'index je palpais la région dénudée de la dure-mère. Partout je sentis des battements, mais ils me semblèrent moins forts que l'avant-veille au moment de l'opération.

Là, j'incisai donc la face inférieure du lobe temporal. Sous la dure-mère, je vis le cerveau très rouge et j'enfonçai le bistouri de bas en haut. A une profondeur notable, au moins à 1 ou 2 centimètres, j'entrai dans une poche d'où sortit en abondance un pus séreux et filant d'abord, puis bien lié. Il y en avait au bas mot une cuillerée à bouche. Je mis pour terminer un gros drain, long de 5 centimètres.

J'avais opéré, naturellement, sans anesthésie, et le malade ne bougea point. Mais il donna quelques signes de connaissance, chercha à aller toucher la région sitôt que le drain fut en place. Et, dès que le pansement fut terminé, il se retourna vers moi, prononça d'abord quelques mots incohérents, demanda où était son docteur, le Dr Carob; quelques minutes après il m'avait remis à l'endroit, il demandait à voir ses enfants, se plaignait de douleurs au niveau de sa plaie. Bref, ce fut en moins de 5 minutes une résurrection remarquable.

A partir de ce moment, tous les symptômes disparurent; il ne fut plus question de douleurs temporales, de somnolences. L'appétit revint rapidement. Le 16 juillet, le malade se leva. La suppuration diminua très vite ; le drain, peu à peu chassé, fut raccourci en plusieurs fois sans avoir jamais été retiré de la plaie. Au milieu d'août, il tomba de lui-même et, au commencement de septembre, M. W... partit pour aller passer trois mois en Alsace.

Actuellement, il est tout à fait remis et a repris depuis deux mois ses occupations.

Revu en juillet 1900. L'état général et l'état local sont excellents.

Abcès cérébelleux.

Obs. LXXXII. — *Otite moyenne gauche chronique. Paralysie faciale légère Abcès cérébelleux. Opération radicale. Séquestre. Mort.*

Pell... Hélène, 26 mois, entre à la salle Valleix le 3 juin 1899. Pas d'antécédents héréditaires à noter. A 14 mois, a été soignée à l'hôpital Tenon pour une bronchite. Il y a 4 ou 5 mois que son oreille gauche est le siège d'un écoulement très abondant, d'odeur très fétide. Depuis cette époque est apparu plusieurs fois un gonflement rétro-auriculaire qui durait quelques jours. Depuis un mois, l'enfant a beaucoup maigri. A son entrée à l'hôpital, on constate que le pavillon de l'oreille gauche est projeté en avant par une tuméfaction siégeant au niveau de la mastoïde. On ne sent pas de fluctuation franche. La palpation est très douloureuse. Il semble exister un léger degré de paralysie faciale (l'œil gauche se ferme moins complètement que l'œil droit, la bouche est légèrement déviée du côté droit). Température 37°,2. Aspect anémié, abcès froid au poignet droit.

Le 4 juin. L'état local reste stationnaire, mais de plus l'enfant renverse la tête en arrière et pousse des cris continuels.

Attitude en chien de fusil, mouvements convulsifs des membres supérieurs. Température 39°,6.

L'opération est nécessaire et pratiquée immédiatement. Incision classique rétro-auriculaire. Au-dessous de la peau, quelques fongosités, un peu de pus et, après rugination facile du périoste, apparition d'un très gros séquestre qui occupe 2 centimètres en arrière du conduit auditif et est limité : *en avant* par le conduit dont il a envahi la partie postérieure et supérieure, *en arrière* par le tiers postérieur de l'apophyse mastoïdienne, *en haut* par une ligne horizontale qui prolongerait l'apophyse zygomatique ; *en bas* enfin la limite est peu précise, toute la mastoïde a disparu et profondément le massif du facial lui-même est envahi.

Après ablation de ce séquestre, on tombe dans une vaste cavité remplie de pus très fétide et de fongosités. Curettage. En dedans et en haut, la dure-mère cérébrale est à nu, mais n'est pas perforée. En dedans et en bas, la curette s'enfonce profondément du côté du massif carotidien. Il est impossible de reconnaître la caisse, l'antre, les cellules mastoïdiennes. En arrière une lamelle osseuse d'aspect noirâtre ferme encore la gouttière du sinus, mais il est impossible de la mobiliser.

Pansement iodoformé.

Dans la journée, la raideur de la nuque, la contracture des membres inférieurs s'accentue. Très fréquemment (dix à douze de ces crises dans l'après-midi) crises épileptiformes commençant par des contractions des doigts de la main droite, se généralisant et se terminant par une perte de connaissance absolue.

L'enfant mise sur ses jambes ne peut s'y maintenir. Le pouls est fréquent, assez bien frappé. Il semble bien exister une complication intracranienne, mais aucun symptôme ne permet de localiser cette complication.

Il n'y a pas de gonflement du cou, et seuls les troubles du côté du membre supérieur pourraient faire songer à un abcès cérébral, mais de ce côté la dure-mère paraît saine et l'on sent les battements, qui semblent normaux.

Le 5 juin, l'état général est meilleur, les accidents disparaissent, l'attitude est normale ; les jours suivants l'amélioration persiste, mais la température reste élevée (le 11 juin, presque subitement l'enfant tombe dans le coma et meurt).

A l'autopsie, on peut voir que tout ce qui reste de la partie postérieure de la mastoïde est nécrosé. Pas d'abcès sous-dural ni de méningite, mais sur le lobe cérébelleux gauche, immédiatement sous les méninges, à 2 centimètres en arrière de la gouttière sinusienne, petit abcès de la grosseur d'une noisette contenant un pus verdâtre très épais. Cet abcès est bien limité, et la substance cérébelleuse qui l'entoure paraît saine.

Rien au cerveau. Rien dans les autres organes.

Obs. LXXXIII (*Dieulafoy*). — *Otite aiguë gauche. Abcès du lobe gauche du cervelet. Mort (Communiquée par M. Marion).*

Homme, 33 ans, douleurs dans l'oreille gauche, suivies d'un écoulement qui avait taché le linge pendant deux ou trois jours. Cette otite n'avait été ni forte ni tenace, puisque le malade la niait quand il entra à l'hôpital pour des accidents cérébraux, et c'est au témoignage de sa femme qu'il fallut avoir recours pour rétablir l'histoire morbide.

Un mois après le début de son otite, en effet, le malade entrait à l'Hôtel-Dieu dans le service du Dr Dieulafoy pour une céphalée violente et des vertiges. Ces douleurs occupent surtout la région occipitale et s'étendent de tous les côtés, au cou, au front, au sommet du crâne. Elles ont débuté environ 15 jours après l'otite. Par la pression et la percussion on limite la douleur à la région occipitale, c'est une céphalée profonde, continue avec irradiations paroxystiques. En même temps que la douleur avaient apparu des vertiges exagérés par la station debout et la marche, plusieurs fois même le malade eut un rictus subit comparable à l'ictus épileptique. De plus, il est titubant, sa démarche est ébrieuse. A ces symptômes s'ajoutèrent trois jours avant l'entrée à l'hôpital des vomissements spontanés, sans effort.

Le syndrome cérébelleux était à peu près au complet, et comme dans les jours qui suivirent la situation alla en s'aggravant, le Dr Dieulafoy pria M. Marion d'intervenir, et en présence de la parésie du nerf moteur oculaire externe gauche et du facial gauche, c'est dans le lobe gauche que porta l'intervention chirurgicale, au sujet de laquelle M. Marion a bien voulu nous donner les renseignements suivants :

Lambeau à concavité inférieure, dépassant à droite la ligne médiane et en haut la ligne occipitale ; rugination des muscles. Trépanation au moyen de la fraise Doyen : on applique trois points de trépan, l'un inférieur, les deux autres supérieurs, il fut impossible d'en appliquer quatre, comme le conseillent MM. Picqué et Mauclaire. A ce moment, le cœur cesse de battre, la respiration s'arrête. Traits de scie pour réunir les trois orifices, ablation du lambeau osseux. A peine celui-ci est-il extirpé que les battements du cœur reparaissent, agrandissement de l'ouverture à la pince gouge, exploration du cervelet avec le doigt contournant le lobe de tous les côtés. Ne croyant pas avoir affaire à un abcès, M. Marion ne fait pas de ponction..

Mais le lendemain la femme du malade ayant raconté que son mari avait eu une otite, la région cérébelleuse fut ponctionnée six fois avec un gros trocart, sans résultat.

L'autopsie pratiquée deux jours après montra qu'il s'agissait bien d'un abcès du lobe gauche du cervelet. Du volume d'une grosse noisette, il siégeait à la région antérieure du lobe, il s'était développé dans la substance blanche, entre le noyau denté et la substance grise corticale. Il contenait 2 grammes de pus crémeux et verdâtre renfermant du pus non virulent. A part l'abcès cérébelleux, on ne constatait nulle part ailleurs la moindre lésion : l'encéphale, le mésocéphale étaient sains, il n'y avait pas trace de méningite, les sinus étaient indemnes, le rocher était normal, l'otite elle-même, cause première des accidents, avait guéri. Il ne pouvait donc pas s'agir d'un abcès par continuité ou contiguïté des lésions, mais bien d'un abcès à distance comparable aux abcès à distance de l'appendicite.

RELEVÉ DES OBSERVATIONS

Si nous faisons le total des observations, nous voyons qu'elles donnent 83 interventions.

Celles-ci furent pratiquées 6 fois seulement chez l'adulte, 77 fois chez l'enfant.

La guérison fut complète dans 48 cas. On cessa d'amener les enfants au pansement 5 fois, alors qu'ils étaient en bonne voie de guérison. Nous avons à noter 13 morts, 10 enfants étaient encore en traitement au commencement du mois de septembre 1900. Enfin, à la suite de l'opération, 5 enfants sortirent de l'hôpital et ne revinrent pas au pansement. Nous classons ces cas sous la rubrique de « terminaison inconnue ».

Donc sur 83 cas nous avons :

Guérison, 48 cas ;

Guérison probable, 5 cas ;

Morts, 13 cas ;

En traitement, 12 cas ;

Terminaison inconnue, 5 cas.

Si nous reprenons ces chiffres, nous pouvons voir que la guérison, presque toujours longue, survint en moyenne au bout de 6 mois. Dans plusieurs cas, il fallut plus d'un an de traitement. Les cas de guérison probable sont ceux d'enfants dont les parents, ne pouvant venir deux fois par semaine à Trousseau, préférèrent appeler un médecin du dehors pour faire les pansements. Sur les 13 morts, aucune n'est imputable à l'opération, 6 opérés moururent de complications intracraniennes déclarées avant l'intervention (3 fois de phlébite du sinus, 1 fois de méningite et 2 fois d'abcès cérébelleux). Les 7 autres succombèrent toujours au moins un mois après leur sortie de l'hôpital (6 fois de tuberculose pulmonaire ou méningée, 1 fois d'une affection indéterminée).

Les cas de terminaison inconnue pourraient de toute façon être rangés parmi les guérisons probables, car les opérés étaient en très bon état quand ils furent repris par leur famille. Si nous établissons le classement d'après les lésions anatomiques constatées, nous voyons :

23 cas de carie simple ;
29 cas de séquestres ;
14 cas de carie avec cholestéatome ;
7 cas d'éburnation mastoïdienne ;
2 cas d'abcès sous-dural simple ;
3 cas de phlébite du sinus ;
2 cas d'abcès cérébral ;
1 cas de méningite :
2 cas d'abcès cérébelleux.

ou plus simplement 73 cas de lésion mastoïdienne simple et 10 cas de complications intracraniennes.

Enfin, au point de vue opératoire, 59 fois l'opération radicale de Zaufal fut pratiquée, 5 fois le rétrécissement de l'aditus obligea à faire le Stacke. Chez 18 opérés, les lésions semblèrent assez limitées pour qu'on trépanât simplement l'antre et la mastoïde. Cependant, 7 fois il fallut faire ensuite l'opération radicale, et 3 fois l'élimination secondaire d'un séquestre montra l'insuffisance de l'intervention.

CONCLUSIONS

1° Les complications mastoïdiennes et intracraniennes des otites s'observent plus fréquemment dans les otites chroniques que dans les otites aiguës. La nature du pus semble avoir une faible part dans leur apparition. Il y a lieu d'attacher une importance beaucoup plus grande aux conditions anatomiques qui favorisent la rétention et la propagation de ce pus.

2° La tuberculose du rocher est moins fréquente que ne le considéraient les anciens auteurs. L'inoculation de produits de suppuration montre que 10 p. 100 des cas d'otite chronique seulement sont tuberculeux.

3° L'apophyse mastoïde offre rarement le type pneumatique ou le type scléreux pur. L'apophyse pneumatique contient des cellules nettement organisées en deux groupes décrits par Schwatze et Eysell : un groupe antérieur et supérieur en dehors de l'antre, un groupe postérieur et inférieur plus développé au-dessous et en arrière de l'antre. Entre ces deux groupes subsiste toujours chez l'enfant, souvent chez l'adulte, une lame osseuse, trace de la suture pétro-squameuse. Cette lame doit avoir un rôle important dans la formation de la mastoïde telle qu'elle existe chez l'adulte.

4° Les lésions osseuses constantes dans l'otite chronique, d'abord localisées aux parois de la caisse, de l'aditus de l'antre, se propagent ensuite par les cellules mastoïdiennes, *en dehors* vers la peau, *en avant* vers le conduit, *en bas* vers le cou, *en haut* vers la fosse temporale, *en arrière* vers le sinus latéral et la fosse cérébelleuse.

Ces lésions sont bien différentes, suivant les cas, et consistent en carie simple, séquestration, éburnation de l'apophyse. Le cholestéatome est le plus souvent un produit de suppuration.

5° La propagation de l'infection se fait soit par contiguïté, soit par voie lymphatique, le long des gaines des vaisseaux ou des nerfs, soit directement par voie veineuse. Elle peut déterminer un abcès sous-dural, une méningite généralisée ou localisée, une phlébite du sinus, un abcès du cerveau, un abcès du cervelet. La propagation par contiguïté est la plus fréquente, et dans la thrombo-phlébite du sinus on trouve presque toujours des lésions anciennes de la gouttière sigmoïde.

6° Le diagnostic des lésions mastoïdiennes est ordinairement facile ; il n'en est pas de même des lésions intracraniennes : 9 fois sur 10, il n'existera que des signes de compression ou d'irritation cérébrale insuffisants pour localiser l'affection.

7° Le traitement, basé sur cette incertitude même, sauf dans les cas peu fréquents de diagnostic certain, s'adressera d'abord à la lésion mastoïdienne et secondairement à la lésion intracranienne. L'intervention sur la mastoïde pour être efficace doit être complète.

L'opération radicale de Zaufal est la méthode de choix. L'ouverture des collections intracraniennes par la mastoïde, presque toujours possible, ouvre, quoi qu'on en dise, une brèche suffisante pour voir et opérer. C'est seulement dans le cas d'abcès du cervelet siégeant en arrière du sinus que la mastoïdo-craniectomie de Picqué et Mauclaire est à recommander.

8° L'opération radicale sur la mastoïde agit non seulement en amenant la guérison d'une lésion locale très ancienne, mais en modifiant heureusement l'état général chez l'enfant. Le traitement des complications intracraniennes, à mesure qu'il devient moins timide, devient aussi plus efficace. Il faudra donc l'employer rapidement, même dans les cas qui semblent désespérés et où l'intervention amène quelquefois une véritable résurrection.

BIBLIOGRAPHIE

Alde. — *Arch. of otology*, janvier 1896.
Accland et Ballance. — Cerebellar abscess secondary to ear disease. *Saint-Thomas hospital's Reports*, 1896.
Ariza. — Les mastoïdites, *Confér. à l'Institut op.*, Madrid, 1886.
Avoledo. — *Arch. ital. di otol.*, février 1897.
Bezold. — *Arch. f. Ohrenh.*, 1884.
Brouardel. — Localisations inflammatoires du temporal. *Soc. anat.*, 1866.
Ferreri. — *Arch. ital. di otol.*, 1894.
Brieger. — *Congrès intern. ot.*, Florence, 1895.
Broca. — Ostéites diffuses du temporal. *Soc. anat.*, 1895.
Broca et Lubet-Barbon. — *Des Mastoïdites*, Paris, 1897.
Baup et Stanculeanu. — Coli-bacille dans suppur. anc. *Progrès méd.*, mars 1900.
Barr. — *Assoc. laryng. brit. Congrès*, 1898.
Broca et Maubrac. — *Traité de chirurgie cérébrale*.
Berger. — Un cas d'abcès encéphalique. *Soc. anat.*, 1869.
Broca. — *Gaz. hebd. méd. et chir.*, septembre 1893. — *Sem. médic.*, septembre 1900. — *Arch. int. laryng.*, 1894.
Botey. — *Arch. lat. d'otol.*, 1899; *Congrès int. Moscou*, août 1897.
Chiucini. — *Arch. ital. di otol.*, 1897.
Chipault. — *Chir. op. syst. nerv.*, 1894.
Caldwell. — *New-York med. Journal*, juillet 1893.
Cheatle. — *Arch. of otology*, 1896.
Cornet. — Phlébite du sinus. *Gaz. hôp.*, octobre 1900.
Chipault et Lambotte. — *Ac. méd.*, février 1897.
Cozzolino. — *Nuovo metodo mastoïdotomia*, 1896.
Coudert. — *La veine mastoïdienne*. Thèse de Paris, 1900.
Collinet. — *Suppurations du cou d'origine otique*. Thèse de Paris, 1896-97.
Daleine. — *Paralysie faciale*. Thèse de Paris, 1894-95.
Descazals. — *Phlébite des sinus*. Thèse de Paris, 1897-98.
Délaissement. — *Chirurgie de la mastoïde*. Thèse de Paris, 1868.
Doyen. — *Techn. chir.*, 1897.
Duplay. — Trép. de la mastoïde. *Arch. de médecine*, 1888.
Dieulafoy. — Abcès cérébelleux. *Presse méd.*, juin 1900.
Dwyers. — Le nerf facial. *Journal of anatomy*, janvier 1900.
Eulenstein. — *Arch. f. Ohrenh.*, 1895, vol. 39. — *Monat. f. Ohrenh.*, 1894. — *Arch. of otology*, 1897.

Felgner. — *Arch. f. Ohrenh.*, 1894.
Fournié. — *Mastoïdite.* Thèse de Paris, 1899.
Gradenigo. — *Arch. ital. di otol.*, 1895-97-98-99. — *Congrès des Soc. ital. laryng.*, octobre 1897.
Garzia. — *Congrès int. otol.*, Florence, 1895.
Giuseppe Gabbini et Francesco Stagnitta Bolistieri. — *Arch. ital. di ol.*, 1899.
Gonzalez. — *Arch. lat. de rhinol.*, mars 1896.
Hamon du Fougeray. — Chir. or. moy. *Cong. chir.*, 1893. — *Ann. mal. or.*, avril 1899.
Habermann. — *Centralblatt*, Wien, 1893. *Prager med. Wochenschr*, 1890.
Hegetschweiter. — *Tuberc. oreille moyenne*, Wiesbaden, 1895. *Arch. f. Ohrenh.*, 1896.
Heiman. — Traitement des complications mastoïdiennes. *Ann. mal. oreilles*, 1899.
Hoffmann. — *Arch. of otology*, 1897.
Jaymes. — Thèse de Paris, 1887.
Jansen. — *Arch. f. Ohrenh.*, 1891-92-93-94.
Koch (P.). — *Abcès du cervelet*, Berlin, 1897.
Korner. — *Monat. f. Ohrenh.*, 1894.
Kirmisson. — *Soc. de chir.* 1898.
Kretschmann. — *Arch. f. Ohrenh.*, 1885-86-94.
Kessler. — *Arch. f. Ohrenh.*, 1896.
Lermoyez. — Opérations sur la mastoïde. *Presse méd.*, mai 1900, juin 1901.
Lombard. — Instrumentation, manuel opératoire. *Cong. Soc. belge d'ol.*, juin 1898.
Lermoyez et Helme. — Bactériologie des otites. *Ann. mal. oreilles*, 1895.
Lévêque. — Thèse de Paris, 1898.
Luc. — *Arch. int. laryng.*, décembre 1897.
Laurens. — Thèse de Paris, 1897. — *Presse méd.*, mai 1900.
Littaur et Meusing. — *Assoc. des laryng. et otol. de l'Allem. de l'Ouest*, novembre 1897.
Luys. — *Sinus crâniens.* Thèse de Paris, 1901.
Langenbuch. — *Arch. f. Ohrenh.*, 1896, vol. 40.
Lubet-Barbon. — *Arch. intern. laryng.*, janvier-février 1896.
Launay. — *Les veines jugulaires.* Thèse de Paris, 1896.
Lenoir. — Suppurations mastoïdiennes. *Revue chir.*, juillet, septembre, octobre 1901.
Lombard. — Thèse de Paris, 1890.
Mignon. — *Complic. sept. des otites moy. supp.*, 1898.
Monscourt. — *Gaz. hôp.*, mai 1897.
Moos. — *Arch. f. Ohrenh.*, 1896.
Malherbe. — Thèse de Paris, 1893. — *Revue chir.*, 1897.
Milligan. — *Assoc. méd. britann.*, août 1895-98.
Millet. — *Mastoïdites chez l'enfant.* Thèse de Paris, 1898.
Mac Ewen. — *Affect. suppur. cerveau.*, Wiesbaden, 1898. — *Congr. otol.*, Londres, 1899.
Martin. — *Bul. Soc. anat.*, 1897.
Monscourt. — Thèse de Paris, 1896.
Okonneff. — *Arch. f. Ohrenh.*, vol. 38.

POLITZER. — *Cong. int. Londres*, août 1899. — *Réun. des otol. autrich.*, juin 1895.
PICQUÉ et FÉVRIER. — *Ann. mal. or.*, décembre 1891.
PICQUÉ et MAUCLAIRE — Abcès du cervelet. *Cong. chir.*, 1898.
PES et GRADENIGO. — *Ann. mal. or.*, 1895.
POIRIER. — *Anat. médico-chirurgicale*.
QUÉNU. — *Soc. anat.*, 1887.
RICARD. — *Gaz. hôp.*, 1889.
ROSSI (E. DE). — *Arch. ital. ot.*, 1890-1893.
ROY. — Thèse de Paris, 1899.
RIST. — *Bactériologie des otites*. Thèse de Paris, 1897-1898.
RADZICH. — *Thèse de Grandhomme*, 1890.
ROBINEAU. — *Thrombose des sinus*. Thèse de Paris, 1898.
RIVIÈRE et ETIÉVANT. — *Congr. chir.*, 1896. — *Ann. mal. or*, 1897.
RÉMY et JEANNE. — *Soc. anat.*, 1898.
SPIRA. — *Arch. f. Ohrenh.*, B. XLI. — *Revue chir.*, 1896.
STACKE. — *Opérat. sur l'or.*, Tübingen, 1897.
SCHWARTZE. — *L'oreille*. Trad. Rattel, 1892.
SCHWARTZE et EYSELL. — *Arch. f. Ohrenh.*, 1873.
SIEBENMANN. — *Anatomie de Bardeleben*, p. 250.
STANCULEANU et DEPOUTRE. — *Presse méd.*, juillet 1901.
TILLAUX. — *Anat. topogr.*, 1890.
TUFFIER. — *Soc. de chir.*
TROELTSCH. — *Traité mal. or.*, 1868.
URBANTSCHITSCH. — *Traité d'otol.*, 1890.
VILLARD et RIVIÈRE. — *Cong. chir.*, 1897.
WEISSMANN. — Thèse de Paris, 1893.
WALTHER. — *Veines du rachis*, 1885.
ZAUFAL. — *Arch. f. Ohrenh.*, Bd 1 et 2.

TABLE DES MATIÈRES

15-1-02. — Tours. — Imp. E. Arrault et Cie.

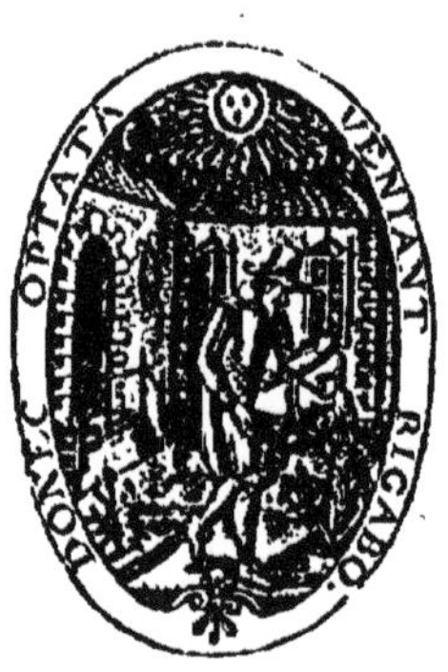

Tours, Imp. E. Arrault et Cie.

www.ingramcontent.com/pod-product-compliance
Ingram Content Group UK Ltd.
Pitfield, Milton Keynes, MK11 3LW, UK
UKHW012037240726
13965UKWH00003B/857

9 782013 540889